흡연과 금연사이

금연지도사를 위한 흡연예방·금연교육개론

흡연과 금연사이
금연지도사를 위한 흡연예방·금연교육개론

초판인쇄 | 2018년 2월 10일 **발행일** | 2018년 3월 16일 **지은이** | 박용성 **펴낸이** | 김영태 **펴낸곳** | 도서출판 한비CO
출판등록 | 2006년 1월 4일 제 25100-2006-1호 **주소** | 700-442 대구시 중구 남산2동 938-8번지 미래빌딩 3층 301호
전화 | 053)252-0155 **팩스** | 053)252-0156 **홈페이지** | http://hanbimh.co.kr
이메일 | kskhb9933@hanmail.net

ISBN 979-11-86459-65-2
값 15,000원

*잘못된 책은 교환해 드립니다.
*저자와의 협의로 인지는 생략합니다.

흡연과 금연 사이

금연지도사를 위한

흡연예방·금연교육개론

박용성 지음

프롤로그

  우리나라 흡연인구 1200만 명, 흡연으로 인한 사망자 연간 6만 명에 이르고 있습니다. OECD 국가 성인 남성 흡연율은 34개 국가 중 2위입니다. 우리나라의 무역 규모 세계 6위, 국민소득 3만 달러에 걸맞지 않은 부끄러운 기록입니다. 어떻게 해야 할까요?

  중·고등학교 남학생의 흡연율 9.6%로 매우 높으며, 청소년 흡연 시작 연령은 1998년에는 15.5세에서 2016년 12.7세로 낮아졌습니다. 흡연 시작 연령이 낮을수록 니코틴 중독이 심하여 평생 흡연자로 살아가야 합니다. 청소년 흡연 예방을 위한 대책은?

  니코틴 중독은 스트레스 제조기나 다름없습니다. 따라서 흡연자가 금연하기 까지 금단증상으로 5, 6회의 실패를 경험합니다. 여러 차례의 실패를 경험하지 않고 금연하는 방법은 없을까요?

비흡연자 4000만 명이 담배 연기를 혐오하고 있습니다. 19세 이상 비흡연자 중에서 남자는 58.8%, 여자는 39.6%가 간접흡연에 노출되어 건강한 삶의 권리를 침해당하면서 살아가고 있습니다. 비흡연자를 위한 배려는?

저자가 처음 흡연 예방 교육을 시작할 때가 2001년이었습니다. 1999년부터 청소년 대상 흡연 예방 교육과 금연사업을 시범적으로 시작했으니까 일선 학교에서 흡연 예방 교육에 대한 관심이 거의 없을 때였습니다. 학교에 흡연 예방 교육을 무료로 해준다고 제안하면 학교 측의 반응은 '흡연 예방 교육을 했다는 소문이 나면 우리 학교 이미지가 나쁘게 난다.'고 손사래를 쳤습니다. 이런 반응에 오기가 생겨 흡연 예방 교육에 더 몰두했습니다. 직장생활을 하면서 사회봉사 활동으로 학교 흡연 예방·금연교육을 하는 것이 녹록하지 않았지만, 어려운 여건이라 더 큰 자부심과 보람을 느꼈으며, 이제는 중독 치유에 대한 사명감이 마음속 깊게 자리하고 있습니다. 그동안 금연 활동을 하면서 느낀 점이 교육에 필요한 종합적인 자료가 빈약하다는 것이었습니다. 그래서 흡연자들과 부딪치면서 경험했던 사례와 이론을 접목하여 한 권의 책으로 만들게 되었습니다.

이 책은 학교와 직장에서 흡연 예방 교육과 금연교육을 담당하는 교사나 금연지도사가 활용하면 도움이 될 것입니다. 또 흡연 청소년을 둔 부모가 읽어보면 '부모의 역할이 무엇인지, 자녀의 흡연 예방을 어떻게 지도할 수 있는지' 방법을 터득하게 될 것입니다.

번번이 금연에 실패한 흡연자는 자신의 의지력을 탓합니다. 의지력의 문제가 아니고 금연의 올바른 길을 모르고 도전했기 때문입니다. 이제는 실패를 거듭하지 않아도 됩니다. 흡연자들이 스스로 금연에 성공할 수 있도록 행동강령을 자세히 소개했습니다.

　사람이 살면서 좋은 습관만을 지닐 수는 없습니다. 누구에게나 나쁜 습관 하나 정도는 있게 마련이지만, 그중에서 가장 나쁜 습관이 흡연입니다. 흡연은 중독이고, 질병이기 때문입니다. 특히 신체적 질병보다 더 문제가 되는 것이 정신 건강입니다. 흡연 욕구에 의해 반복되는 스트레스로 인해서 정서불안이 반복되고, 심리적 불안감에 사로잡혀 부정적 사고가 형성되기 때문에 안정되고 행복한 삶을 누릴 기회를 빼앗기게 됩니다. 특히 전두엽이 재구성되는 청소년기 흡연은 자존감이 낮아져 일탈 청소년의 시발점이 되기 때문에 흡연 예방이 더 중요합니다.

　이 책이 금연을 실천하는 동기가 되어 질병 없는 행복한 삶을 살아갈 수 있으면 좋겠으며, 금연지도사분들에게 체계적이고 효율적인 교육이 될 수 있는 도우미가 되었으면 합니다.

2018년 2월　박 용 성

목차

제1장
담배 이해하기

1. 담배의 기원! 아득한 옛날이야기부터 현재까지 _018

2. 담배가 우리나라에 언제 들어왔나요? _020

3. 담배의 식물학적 특성 살펴보기 _022

4. 담배 원료의 배합 비밀은? _023

5. 흡연인구의 확산 배경은? _025

6. 담배의 종류 얼마나 다양할까요? _027

7. 담배회사의 실체 _030

8. 담배회사와 소송, 언제 만세를 부를 수 있을까? _036

제2장

정부의 금연정책

1. 정부의 금연정책, 언제부터 시작되었을까요? _042

2. 세계보건기구 담배규제기본협약이란? _045

3. 우리나라 금연정책 목표는? _049

4. 담배가격 인상에 따른 흡연율 저하 효과는? _053

5. 담뱃갑 경고 그림 적용 아직도 멀었습니다. _056

6. 금연구역 지정 확대해야 합니다. _064

7. 정부의 금연정책, 어떻게 추진해야 하는가? _072

목차

제3장
니코틴의 약리작용과 중독

1. 니코틴! 너는 누구냐? _078

2. 니코틴의 약리작용 파헤치기 _080

3. 니코틴에 대한 뇌의 반응은 어떻게 이루어지나요? _083

4. 금단증상, '작심삼일'도 밑천이다. _091

제4장
신종담배

1. 전자담배 _100

2. 가열담배 _105

3. 가향담배 _108

제5장

흡연의 위해성

1. 만성질환의 늪에서 벗어 나오시길.....! _114

2. 담배 연기 속의 유해 성분 _117

3. 니코틴의 위해성 _121

4. 타르의 위해성 _132

5. 일산화탄소의 위해성 _136

목차

제6장
간접흡연의 위해성

1. 간접흡연의 의미와 담배 연기 종류 _142
2. 간접흡연과 피해는 어느 정도인가? _144
3. 3차 흡연과 피해는 어느 정도인가? _147
4. 간접흡연에 노출되지 않으려면 어떻게 할까요? _149
5. FCTC 가이드라인 간접흡연 예방 7가지 원칙 _151

제7장
여성 흡연의 위해성

1. 여성 흡연율은 낮아지지 않고 있습니다. _155
2. 여성 흡연의 위해성 _157
3. 여성 흡연자가 금연이 어려운 이유 _160

제8장
청소년 흡연의 위해성

1. 청소년 흡연의 특성 _168

2. 청소년 흡연의 문제점! 알고나 있을까요? _171

3. 청소년 흡연 동기 _173

4. 청소년 흡연 예방 교육 _178

제9장
흡연과 정신건강

1. 스트레스 받는다고 담배 피우시나요? _188

2. 흡연은 스트레스의 노예가 되는 지름길입니다. _190

3. 청소년의 자존감을 무너뜨리는 것이 흡연입니다. _192

4. 흡연 청소년이 꿈을 키워갈 수 있을까? _194

목차

제10장
금연 방법

1. 구박받는 나! 한심하지 않은가요? _200

2. 이젠 담배와 이별할 시간이 되었습니다. _201

3. 금연도 준비를 해야 성공합니다. _204

4. 단연법과 감연법 _210

5. 금연 효과 _222

제11장
청소년 금연교실

1. 범이론적모형(Transtheoretical Model : TTM) _226

2. 변화단계이론의 활용 _232

3. 금연교실 프로그램 어떻게 운영되는가? _234

4. 금연교실 준비 단계 _237

5. 금연교실 내용 구성 어떻게 할까요? _239

6. 금연교실 평가는? _246

제12장
금연상담기법의 이해

1. 금연상담의 개요 _250

2. 금연상담자의 기본 태도 _252

3. 금연상담기법의 종류 _253

4. 동기강화 상담방법 _257

5. 금연상담 시 유의사항 _262

6. 집단 상담 _265

7. 5A's 5R's 금연상담 _273

참고문헌 _277

제1장

담배 이해하기

1. 담배의 기원!
   아득한 옛날이야기부터 현재까지

담배의 기원은 언제부터일까? 흡연자들이 말하는 '서민의 시름과 애환을 달래준다.'고 하는 담배가 언제부터 시작되었는지는 명확하지 않습니다. 콜럼버스 일행이 1492년 10월 15일 아메리카 원주민으로부터 담뱃잎을 선물 받고, 씨앗과 잎을 가지고 유럽으로 귀환했던 때로 알려져 있습니다.

당시 원주민들은 지금처럼 담배를 피우는 것이 아니라 마른 잎에 불을 댕겨 입 가까이에 대고 불거나 빨아들이고 하는 모습이었습니다.

1493년 콜럼버스 일행은 원주민들이 담배 피우는 모습을 흉내 내며 스페인으로 돌아오면서 담배에 대한 소문이 퍼졌으나, 담배가 귀한 물품이어서 크게 유행하지는 않았습니다.

정작 담배가 확산된 것은 1559년 스페인 주재 프랑스 대사 잔 니코(Joan Nicot)가 담배 분말을 왕실에 진상하여 여왕의 편두통약으로 쓴 다음부터입니다.

그로부터 300년이 지나서야 담배 성분을 분석하고 담배 속에 포함된 알칼로이드 가운데 가장 중요한 것이 분리되었습니다. 이것을 프랑스 식물학자가 프랑스 대사 잔 니코의 이름을 따서 니코티나(Nicotiana)라는 학명을 붙이게 되었습니다.

  이때는 담배가 많은 병을 치료하는 신기한 약이라고 믿었습니다. 스페인 선원들은 기침, 해소, 두통, 위경련 등 뿐만 아니라 회충을 없애기 위해서 담뱃잎을 배 위에 올려놓고, 담배 부스러기를 상처 부위에 뿌리는 등 다양하게 사용하는 만병통치약이었습니다.

2. 담배가 우리나라에 언제 들어왔나요?

우리나라에서 처음 생산된 담배는 민족해방을 기념해 1945년 9월 우리 기술로 제조된 '승리'입니다. 73년의 생산역사와 연간 판매량 3억 갑에 이르는 장수 상품인데 언제 도입되었는지는 명확하지 않습니다.

우리나라에 담배가 전래된 연대와 경로에 대해서는 고정된 설이 없습니다. 임진왜란 직후에 일본을 통해 포르투갈의 담배가 들어온 것으로 알려져 있습니다. 이수광의 지봉유설(芝峰類說)에는 '지금 사람들은 담바고를 많이 심는다'고 기술되어 있습니다. 하멜 표류기에는 '현재 그들 사이에는 담배가 매우 성행하여 어린아이들까지도 4~5세에 이미 담배를 배우기 시작하며, 남녀 간에 담배를 피우지 않는 사람은 극히 드물다'고 기록되어 있습니다. 이처럼 우리나라에 담배가 들어온 시기에 대한 명확한 기록은 없지만, 대략 1608년에서 1616(광해8)년에 일본으로부터 전해진 것으로 알려져 있습니다. 담배가 들어 온지 겨우 5년 사이에 전국에 번졌다고 했습니다. 담배가 급격하게 확산되자 '담배에 인이 베인다.'는 이유로 1650년경에 인조가 단인령을 내리기도 하였으나 그리 오래가지 못했습니다.

담배가 처음 들어왔을 때는 지금처럼 의약품이 발달하지 못해서 유럽에 처음 담배가 전파되었을 때와 같이 담배를 명약으로 생각했습니다.

담뱃가루를 상처에 바르거나, 종기나 피부병 부위에 담배 연기를 쏘이게 했으며, 특히 회충구제에 대한 믿음으로 어린아이들에게 담배를 피우게 했었습니다. 1960년대만 해도 약이 귀했던 시기라 치통에 담배를 피우면 진정되는 효과 때문에 여성들까지도 담배에 중독되어 흡연하는 사례가 많았습니다.

특이한 것은 담배를 피우는 습관입니다. 외국의 경우는 나이와 신분과 관계없이 자연스럽게 담배를 피우지만, 우리나라의 경우는 나이가 많은 사람 앞에서는 담배를 피우지 않고, 설령 피운다고 해도 담배를 손아귀에 가리고 피우거나 고개를 돌리고 피우는 예의를 지킨다는 점입니다. 우리나라도 처음에는 서당에서 훈장과 제자들이 맞담배를 피웠으며, 어전에서도 담배 연기가 자욱하여 참다못한 광해군이 흡연을 금지한 것에서 연유되었다고 합니다. 그러나 이런 흡연에 대한 예절도 지금은 거의 사라졌고, 예절의 풍습이 남아 있는 시골에서나 어쩌다 볼 수 있는 현상이 되었습니다.

3. 담배의 식물학적 특성 살펴보기

담배라는 말은 담(痰)을 제거하는데 효력이 있는 귀중한 풀이라 하여 '담바귀'라고 불리게 되었다고 하나, tobacco(英), Tabak(獨), tabac(佛)의 서양어를 발음이 유사한 한문으로 표시하였으며, 그 뒤 발음을 쉽게 단순화하여 담배라고 불리기 시작한 것으로 알려져 있습니다.

담배는 1년생 초목으로 잎과 줄기로 구성된 가지과 식물로써 일반적으로 키가 크고 무성한 식물입니다. 4월경에 모종을 이식하여 7~8월에 수확하며 완전히 성장할 경우 보통 2m 이상 자라기 때문에 꽃과 순을 접어 줍니다. 크기를 2m 이내로 관리하면 30~35개의 잎을 맺습니다.

담배는 열대 또는 아열대 지역이 원산지로 생육 기간이 짧고 기후에 순응하는 성질이 강하므로 온대 지방의 북부에서도 재배되며, 세계적으로 널리 재배되고 있습니다. 생산량을 보면 중국이 전체의 40% 정도를 생산하고 있으며, 인도, 브라질, 미국, 인도네시아, 한국 등 125개국에서 재배하고 있습니다. 우리나라의 주요재배 품목은 황색종(Flue-cured tobacco)과 버어리종(Burley tobacco)입니다. 황색종의 주생산지는 충북과 경북, 그 외에 경기, 강원, 경남에서 재배되고 있습니다. 버어리종은 충남과 전북 및 전남지역에서 재배되고 있으며 일부 지역에서 황색종과 함께 재배하고 있습니다.

4. 담배 원료의 배합 비밀은?

담배의 원료 조성에서 관심을 가져볼 부분이 판상엽입니다. 판상엽(RTL : Reconstituted Tobacco Leaves)이란 원료처리와 권련 가공 과정의 부산물을 혼합하여 만든 원료를 말합니다. 부산물을 곱게 갈은 현탁액에서 물을 제거하고 종이 형태로 만들어 건조합니다. 담배 산업에서 잎담배, 향료와 함께 담배의 끽미(연기를 혀와 구강의 침을 통해서 느끼는 감각 또는 미각)와 성분을 결정하는 중요한 원료입니다. 재구성엽연초 또는 리콘으로 명명하기도 합니다.

판상엽의 제조공법은 담배산업 기반기술에 제지공학을 접목시킨 새로운 기술로 담배 제조과정에서 생출되는 주맥류, 잎줄기, 엽설, 잘게 썰 때 발생하는 부스러기(각조설) 등을 원료로 이용하여 제품을 생산합니다. 판상엽을 만드는 것은 원료를 부풀리고 부산물을 재활용함으로써 원가를 줄이는데 일차적인 목적이 있고, 부풀림을 통하여 연소성과 원료의 균일한 혼합에 따른 제품의 품질 균일성을 확보하고자 하는 것입니다.

담배의 특성에 따라서 원료배합 비율은 차이가 있지만, 완제품 권련의 경우 팽화된 줄기 성분과 리클레임(재활용 원료)이 20% 정도, 판상엽이 30% 정도, 설탕을 가미한 담배원료가 50% 정도입니다.

그러나 실제 제조과정에는 많은 비밀이 숨겨져 있습니다. 판상엽 원료를 혼합하여 탱크에 넣고 저어주면서 담배 섬유소 성분을 추출하고, 이 추출물에 글리세린, 폴리에틸렌글리콜, 당류와 같은 여러 가지 화학 성분을 첨가합니다. 이런 화학약품들은 니코틴 함량을 조작하는 데 사용됩니다.

담배회사는 원료의 처리부터 최종 가공까지 다양한 개선제를 사용합니다. 개선제를 첨가하지 않으면 담배 맛이 너무 독하기 때문에 개선제를 이용해서 독한 맛을 부드러운 맛으로 변경시키는 것입니다. 이러한 개선제에는 가향성분과 습윤제 등으로 식료품점에서 흔히 볼 수 있는 다양한 성분의 약품들입니다. 특히 판상엽에 포함된 암모니아는 니코틴이 흡연자의 몸속에 잘 흡수되도록 하는 역할을 합니다.

담배회사는 이 첨가물들을 '영업비밀 보호'를 내세워 공개하지 않고 있습니다. 담배 성분과 첨가물, 독성 등에 대한 정확한 정보를 요구하는 이유는 흡연으로 인한 건강상의 위해성, 중독성, 치명적인 위협에 대해 누구나 알 수 있도록 알리기 위한 것입니다. 이는 국민의 알 권리를 충족하여 담배와 관련된 정책, 활동 그리고 규제 정책 개발과 이행에 대중의 동참을 유도할 수 있기 때문입니다.

세계보건기구(WHO) 담배규제기본협약(FCTC : Framework Convention on Tobacco Control)의 담배제조 가이드라인은 담배 맛 향상을 위해 사용하는 구성요소(설탕이나 감미료, 가향물질, 향신료, 허브 등), 담배 착색제 금지 혹은 제한, 담배가 건강에 이롭다는 인상을 주기 위한 구성요소(비타민, 아미노산, 필수 지방산 등), 에너지 및 활력과 관련된 구성요소(카페인, 구아라나, 타우린, 글루쿠로노락톤 등)를 제한하고 있습니다.

5. 흡연인구의 확산 배경은?

흡연인구가 급속하게 증가한 이유는 여러 가지가 있겠지만 역사적으로 중요한 배경을 살펴보겠습니다. 첫째, 담배의 급속한 확산 배경은 전문가들의 불명확한 정보 전달 때문입니다. 1500년을 전후하여 사회 지배계층이나 일부 학자, 의사들이 담배가 전염병 예방에 효과가 있고, 약효가 탁월하다고 밝히면서 일반 대중에 널리 퍼졌습니다.

둘째, 권련의 등장입니다. 담배를 잘게 썰어 곰방대나 파이프를 이용하여 흡연을 하거나, 담뱃잎을 말아 시가를 만들어서 피웠으나, 1880년 미국의 Bonsack이라는 발명가가 권련을 말 수 있는 최초의 기계를 발명하면서부터 대량 생산이 시작되었습니다.

셋째, 무엇보다도 1, 2차 세계대전 당시 군인들에게 담배를 무료로 제공한 것입니다. 우리나라의 경우에도 군대에서 담배를 무상으로 공급하여 군 입대와 동시에 흡연이 시작되었습니다. 저자가 군대생활을 한 1970년대 후반에도 오락시간이나 쉬는 시간에는 교관이 '담배 일발 장전'을 외쳤으니 군대생활과 담배는 불가분의 관계였습니다. 군대 다녀오면 철들어 귀가하는 대신 흡연이라는 고약한 선물을 몸에 지니고 온 것입니다. 이처럼 한 달에 15갑씩 보급되는 값싼 면세 담배에 대해 병사들의 흡연을 조장한다는 부정적 여론이 높았습니다. 또 한편으로는 담배규제기본협약을 비준한 국가로서 국민 건강증진을 고려할 때, 금연을 통한 군 장병의 건강증진이 중요하다는 인식하에 2009년부터 무상공급을 전면 중단했습니다.

넷째, 동서양을 막론하고 세수확보의 일환으로 담배를 전매하므로 정부차원에서 담배의 해악을 홍보할 수 없었습니다. 흡연의 해악에 대하여 진솔한 홍보는 지하 깊숙이 파묻혔고, 담배가 삶의 필수품이 되면서 흡연율은 급증할 수밖에 없었던 것입니다.

다섯째, 권련을 생산하는 시설이 현대화되고 대규모 담배회사가 설립되면서 담배의 유통, 생산뿐만 아니라, 판촉활동이 강화되어 담배를 어디서나 쉽게 구할 수 있게 되었기 때문입니다.

여섯째, 환경변화에 의한 영향입니다. 우리나라의 경우 교육환경 변화에 따라 1980년대 두발·교복자율화 등에 의한 학생들의 자유분방한 사고, 학업에 대한 스트레스 해소를 위한 핑계, 수입담배시장 개방 등으로 흡연율은 급증했습니다.

이러한 확산 배경으로 한국의 성인 남성 흡연율은 1980년 79.3%로 매우 높았으며, 이후 점차 낮아져 2000년 66.3%에서 2016년 40.7%로 감소하였으나, 아직도 OECD 34개 국가 중에서 2위로 높습니다.

6. 담배의 종류 얼마나 다양할까요?

흡연자들은 담배를 기호품이라고 서슴없이 말합니다. 기호품이란 개인은 물론 사회적 문제를 발생시키지 않은 것으로 한정되어야 합니다. 흡연은 개인적으로는 질병을 동반하고, 국가적으로는 의료비 부담을 가중시키는 사회적 병폐인데도 기호품으로 간주하는 것은 문제가 있습니다. 그럼에도 담배회사는 담배를 기호품으로 호도하고 흡연자의 다양한 욕구를 만족시키기 위해서 늘 새로운 제품을 출시하고 있습니다. 우리나라에서 소비 품목으로는 가장 높은 매출을 기록하고 있는 담배의 종류는 어떤 것이 있을까요?

담배의 종류는 담배의 정의와 분류방법에 따라 다양합니다. 세계보건기구 담배규세기본협약에서는 담배에 내해 '담뱃잎을 원료의 전부 또는 일부로 하여 피우거나 빨거나 씹거나 냄새 맡기를 위하여 제조된 제품'이라고 정의하고 있습니다. 이렇듯 담배를 소비하는 방법에는 우리가 흔하게 접하고 있는 '피우는' 담배 외에도 다양한 방식의 담배가 존재합니다.

일반적으로 가장 많이 사용하는 형태는 권련입니다. 권련은 일반 종이와 다르게 공기가 잘 통하는 종이를 이용하여 롤 형태로 말아서 필터를 통하여 연기를 흡입하는 방식입니다. 최근 들어 사용빈도가 권련 다음으로 높은 것이 전자담배로 니코틴 용액을 증발시켜 증기를 흡입하는 방법입니다. 사용빈도가 높지는 않지만 특이한 담배가 물담배입니다. 물담배는 담배의 위해성을 줄일 수 있다는 생각에서 물속에 담배 연기를 한 번 통과시킨 다음 흡입하는 방식입니다. 주로 젊은 여성들이 사용하는데 중독이나 유해성 측면에서 보면 도움이 되지 않는 방법입니다.

여기서는 국민건강증진법에 의한 담배 종류를 소개합니다. 국민건강증진법시행령 제27조의2에는 담배를 다음과 같이 9가지로 분류하고 있습니다.

1) 궐련(卷煙)

잎담배에 향료 등을 첨가하여 일정한 폭으로 썬 후 궐련 제조기를 이용하여 궐련지로 말아서 피우기 쉽게 만들어진 담배 및 이와 유사한 형태의 것으로써 흡연용으로 사용될 수 있는 것

2) 전자담배

니코틴이 포함된 용액 또는 연초 고형물을 전자장치를 이용하여 호흡기를 통하여 체내에 흡입함으로써 흡연과 같은 효과를 낼 수 있도록 만든 담배

3) 파이프 담배

고급 특수 잎담배를 중가향(重加香) 처리하고 압착·열처리 등 특수가공을 하여 각 폭을 비교적 넓게 썰어서 파이프를 이용하여 피울 수 있도록 만든 담배

4) 엽궐련(葉券煙)

흡연 맛의 주체가 되는 전충엽을 체제와 형태를 잡아 주는 중권엽으로 싸고 겉모습을 아름답게 하기 위하여 외권엽으로 만 잎 말음 담배

5) 각련(刻煙)
하급 잎담배를 경가향(輕加香)하거나 다소 고급인 잎담배를 가향하여 가늘게 썰어, 담뱃대를 이용하거나 흡연자가 직접 궐련지로 말아 피울 수 있도록 만든 담배

6) 씹는 담배
입에 넣고 씹음으로써 흡연과 같은 효과를 낼 수 있도록 가공처리 된 담배

7) 냄새 맡는 담배
특수 가공된 담뱃가루를 코 주위 등에 발라 냄새를 맡음으로써 흡연과 같은 효과를 낼 수 있도록 만든 가루 형태의 담배

8) 물담배
장치를 이용하여 담배 연기를 물로 거른 후 흡입할 수 있도록 만든 담배

9) 머금는 담배
입에 넣고 빨거나 머금으면서 흡연과 같은 효과를 낼 수 있도록 특수 가공하여 포장된 담뱃가루, 니코틴이 포함된 사탕 및 이와 유사한 형태로 만든 담배

7. 담배회사의 실체

1) 거대 담배회사의 출현으로 세계인의 건강 재앙은 시작!

 1847년에 런던의 본드 가(Bond Street)에서 문을 연 필립 모리스(Philip Morris)의 담배 가게에서 글로벌 담배 기업의 역사가 시작되었습니다. 1924년 그 유명한 '말보르'가 출시되었으며, 1950년대 중반에 이르러 담배는 미국문화의 한 부분으로 자리를 잡았고 전 세계 시장에서 담배를 제조하고 판매하는 체제를 갖추게 됩니다. 이때부터 통제 불가능한 거대 기업의 철저한 마케팅이 이루어진 것입니다. 거대기업의 마케팅에 민간단체가 상대하는 것은 말 그대로 '새 발에 피'였습니다.
 미국에서는 이미 1970년대 중반부터 수많은 대학이 '전 캠퍼스 금연'을 정책적으로 지원하였으며, 일부 대학에서는 학생들이 자체적으로 대학 당국에 금연정책 수립을 요청하는 등 흡연의 심각성을 일깨우고 있었습니다. 국가별 강력한 금연정책 시행으로 호주를 비롯한 EU, 일부 아시아 국가들의 흡연율은 최근 10%대로 떨어지고 있지만, 담배규제를 강력하게 추진한 선진국들을 제외하면 전 세계 대부분 국가의 흡연율은 줄어들지 않고 있습니다. 특히 청소년 흡연율은 증가하거나 흡연 시작 연령이 점차 낮아지고 있습니다. 왜 이런 현상이 나타날까요? 그 해답은 담배회사의 교묘한 판촉 전략에 있습니다.

2) 편의점이 담배회사의 손에 장악되었습니다.

담배회사의 영원한 고객은 누구일까? 당연히 나이가 어린 청소년입니다. 담배회사는 니코틴 중독에 관한 연구에서 최초 흡연 연령이 낮을수록 중독성이 심하여 평생 흡연자로 살아간다는 것을 1950년경부터 알고 있었습니다. 즉, '24세 이전에 흡연을 시작할 경우 95%가 중독성이 심하다.'는 것입니다. 그래서 청소년들이 많이 찾는 편의점 같은 곳에 광고를 집중적으로 하여 잠재적 단골손님을 만들려고 합니다. 사정이 이런데도 현재 우리나라의 편의점 담배광고에 대한 규제는 무풍지대나 다름없습니다.

국내에서는 처음으로 편의점 담배광고에 대한 청소년의 시선 처리 분석이 서강대 연구팀이 이루어냈습니다. 청소년을 대상으로 편의점 계산 과정에서 시선 처리를 분석한 결과 편의점 점원 다음으로 청소년 시선을 사로잡은 것은 계산대 주변에 줄줄이 진열되어 있는 담배광고였습니다. 편의점 계산대 앞에는 담배광고 외에도 캔디류 등 시선이 갈 만한 곳이 많았지만 10대들은 현란한 담배광고에 사로잡혔습니다.

우리나라 편의점은 계산대 주위에 평균 담배광고 개수가 16.8개로 마치 포장하듯 에워싸고 있는데, 이 같은 광고에 청소년이 현혹되고 있다는 점이 실험으로 증명된 셈입니다. 담배 진열 높이도 청소년의 눈높이를 기준으로 할 정도로 철두철미한 판촉 활동을 하고 있습니다. 실정이 이렇다 보니 새로운 담배가 나오면 흡연하지 않는 초등학교 학생들이 담배 이름을 줄줄이 꿰고 있습니다.

편의점 담배광고를 규제하고 있는 외국인들의 눈에는 편의점의 휘황찬란한 담배광고가 어떻게 보일까요? 외국에선 금연 정책의 하나로 담배 판매점에서 담배 진열 자체를 엄격히 금지하는 곳이 많습니다. 보건복지부에 따르면 세계보건기구 담배규제기본협약 당사국 104개국 중 판매점 담배 진열을 금지하는 곳은 58개국(56%)에 이른다고 밝혔습니다. 호주의 경우 담배 진열대가 아예 계산대에 놓이지 못하게 하고, 태국은 담배 진열대를 닫거나 가리도록 하고 있습니다. 한국건강증진개발원은 청소년은 물론 비흡연자와 흡연자 모두를 위해 흡연 욕구를 자극하는 담배광고를 모든 소매점에서 금지해 나가는 것이 바람직하다고 지적했습니다.

우리나라 편의점 광고가 무풍지대로 남아 있는 것은 현행 담배사업법 시행령에 소매점 외부의 담배 광고물을 부착하거나 전시하는 것을 금지하는 반면, 내부 광고물과 관련해서는 제한을 두지 않고 있기 때문입니다. 기획재정부는 지난 2014년 담배가격 인상과 함께 편의점에서 담배광고를 규제하겠다고 발표했으나 진척이 없는 상태입니다. 그도 그럴 것이 담배규제기본협약을 이행하려는 정부 당국의 노력에도 불구하고 관련 법안이 국회를 통과하는데 갖가지 이유로 많은 시간이 필요한 것이 현실입니다. 조속히 처리되기를 기원해 봅니다.

편의점 담배광고와 관련하여 눈여겨볼 사항이 또 하나 있습니다. 편의점 창업 성공을 위해서는 담배사업권 보유가 핵심입니다. 담배의 판매 마진율은 일반 상품보다 7~10% 낮은 편이지만 개별 편의점 전체 매출의 30~40%를 차지할 정도로 절대적입니다. 또한, 담배는 편의점을 찾게 만드는 미끼 상품입니다. 담배를 사러 와서 다른 상품도 구매하는 비율이 상당하기 때문에 담배사업권 없이 편의점을 창업하는 것은 사업의 성공을 기대할 수 없는 것입니다. 또 하나의 장점은 바로 담배 제조회사들이 편의점 내부에 시설지원비 명목으로 지원하는 광고비입니다. 상황이 이렇다 보니 편의점 사업을 시작할 때 담배사업권 여부가 핵심사항이 되었습니다.

청소년 흡연자 중에서 편의점, 가게 등에서 담배를 직접 구매하는 비율이 50%를 넘으며, 담배 구매 시도자 중에서 노력 없이도 쉽게 살 수 있었다고 답한 비율이 76.9%에 이를 정도로 담배 구매는 그다지 어려운 일이 아닙니다. 청소년 시선을 독점한 담배회사의 비열함이 언제까지 지속될 지요!

3) 젊은 성인층(young adults)을 위한 마케팅의 전모

담배회사는 나이가 어릴수록 니코틴 중독이 쉽게 되고 담배회사의 영원한 충성고객이라는 것을 알고 있었고, 18~24세의 젊은 고객을 확보해야 담배회사의 미래 먹거리가 유지된다는 것을 너무나 잘 알고 있습니다. 따라서 청소년을 의미하는 youth 대신 young adults라는 표현을 사용합니다. 즉, 어리지만 성인이기 때문에 18~24세를 대상으로 하는 담배 판촉 활동이 합법석이라는 논리를 펴고 있습니다.

1940년대부터 시작된 성인층의 공략은 대학생, 캠퍼스 생활, 성공적인 20대의 모습을 보여주며 당시에 이상적이라 생각하는 20대의 모습과 담배를 동일시했습니다. 이런 마케팅은 현재까지 이어지고 있으나, 달라진 점이 있다면 이전에는 성공하고 능력 있는 모습의 20대를 내세웠지만 최근에는 성공과 능력에 대한 변화된 사회상을 반영하듯 자유와 여유, 즐거움 등의 이미지를 강조하고 있습니다.

서울 홍대 앞에는 복합문화공간인 'KT&G 상상 마당'이 있습니다. 젊은이들이 늘 붐비는 장소입니다. 젊은 세대에게 친화적인 기업 이미지를 구축하기 위해 제공하는 시설입니다. 그런데 이런 시설보다 훨씬 넓은 시설을 부산에 추진하고 있습니다. 약 6000평 규모의 건물을 확보하여 수리 후 2019년에 개관할 계획으로 시설조성을 위한 투자 금액만 730억 원에 달합니다. 왜 이런 거금을 투자하겠습니까? 사회적 책임을 다한다는 명분을 내세우지만, 실제는 기업의 이미지를 좋게 하여 미래의 고객인 청소년들로 하여금 담배에 대한 거부감을 없애려는 노력의 일환입니다.

그러면 우리나라의 KT&G는 마케팅 비용으로 연간 얼마를 사용할까요? 정확한 금액은 알려져 있지 않지만 언론에 의하면 대략 편의점 내 진열 및 광고 투자비용으로 연간 850억 정도를 사용하고 있습니다. 선진 흡연문화 정착을 위한 캠페인, 청소년 건강 지킴 캠페인, 의료연구 지원, 문화 활동 지원, 대학생 커뮤니티 운영, 복지재단 및 장학재단 운영으로 10년(2004~2014년) 동안 매출액의 2.13%에 해당하는 총 5925억을 기업의 사회적 활동비용으로 지출했습니다. 이처럼 KT&G는 청소년과 젊은 청소년을 대상으로 지속적인 사회적 이미지 개선을 위한 여러 재단을 운영하여 친화적인 기업으로 인식되도록 노력하고 있습니다. 이렇게 하는 이유가 무엇이겠습니까? 기존 고객을 유지할 뿐만 아니라 잠재적 고객, 특히 어린이·청소년과 여성을 공략하여 판매수익을 늘리기 위한 담배회사의 핵심전략인 것입니다.

담배광고에서 주로 전달하고자 하는 세 가지 주요 주제는
- 흡연으로 인한 만족감 : 맛, 상쾌함, 순함
- 불안감 해소 : 필터, 저 타르, 저니코틴 담배로 인한 건강상의 위험도 감소

- 매력적인 연상 : 자립성, 사회적 성공, 성적 매력, 스포츠 등입니다.

<대표적인 담배광고·판촉·후원 활동>
- 광고판, 인쇄발간물, 라디오, 텔레비전 등을 통한 직접광고
- 라이터, 의류 등 담배가 아닌 일반 물품에 담배 브랜드 또는 로고 부착
- 스포츠, 음악 및 각종 문화사업 후원
- 담배 브랜드의 다른 사업으로의 확장
- 담뱃갑 포장을 통한 브랜드 이미지 홍보
- 영화 또는 텔레비전과 같은 메스미디어에 담배 등장
- 청소년 흡연 예방 프로그램 사업 등 기업의 사회적 책임

<사회공헌 활동 일환의 활동>
- 판매 시점 제품 진열
- 할인 판매, 쿠폰 행사를 통한 선물 증정, 무료 샘플 증정
- 담배회사 사이트 또는 담배와 관계없는 사이트 후원을 통한 인터넷 홍보
- 특별행사나 소비자 참여 행사를 통한 기타 판매전략

담배회사의 광고 형태는 이처럼 다양합니다. 특히 청소년 흡연 예방 프로그램 사업을 진행하고 있음을 눈여겨볼 필요가 있습니다. 병 주고 약 주는 식이라고나 할까요. 이쯤 되면 최소한 도덕성마저 저버리고 자본주의 세계에서 동원할 수 있는 모든 상술을 다 동원한 것입니다.

담배산업의 온갖 신화에 대한 대가가 니코틴 중독에 빠진 흡연자의 희생으로 이루어진 것임을 누가 알까요?

8. 담배회사와 소송,
   언제 만세를 부를 수 있을까?

1) 미국의 사례

담배업계를 대상으로 민사상의 책임을 청구하여 성공한 사례는 대부분 미국에서 찾아볼 수 있습니다. 미국은 1954년 미국 내 담배회사를 상대로 한 첫 번째 담배 소송을 제소하였으나, 담배와 질환 간의 명확한 인과관계 증명 불충분으로 담배회사의 승소 판결이 내려졌습니다. 이후 1992년까지 800여 건에 달하는 소송이 진행되었으나, 흡연의 건강 위해에 대한 증거가 불충분하고 흡연자가 흡연에 의한 건강상의 위해를 감안하였다는 담배업계의 주장으로 단 한 건도 원고 승소 사례가 없었습니다.

그러나 1996년을 기점으로 개인 소송뿐만 아니라 대중 기만, 제조물 결함 및 집단소송 등 다양한 접근법을 통하여 담배사용으로 인한 피해에 대한 보상청구가 인정되는 사례가 증가하고 있습니다. 이를 계기로 현재까지 개인 소송 104건에 대한 재판이 완료되어 배상액 판결이 이루어졌으며, 2014년 7월 흡연에 의한 폐암으로 사망한 남편에 대한 배상을 청구한 플로리다주의 한 미망인이 236억달러(약 24조 원)의 사상 최대 규모

배상액 판결을 받았습니다. 그뿐만 아니라 1994년 미네소타 주립정부와 미국 내 거대 민간보험회사가 담배회사를 상대로 한 소송 및 40개 유사 소송에 연루된 담배회사들은 1998년 내부문건 원본을 일반에 공개하는 합의안을 도출하였으며, 6곳의 담배회사와 2곳의 담배 관련 연구소 기밀 문서를 해당 기업 인터넷 홈페이지에 공개하게 되었습니다.

2) 우리나라의 사례

우리나라에서 담배와 관련되어 제기된 소송사례는 2015년 상반기까지 총 6건입니다. 이 중 5건이 담배회사를 상대로 손해배상을 청구 했으나 현재까지 4건 모두 원고 측이 패소했습니다.

1999년 폐암으로 사망한 흡연자의 유족 등 36명이 담배로 인해 피해를 보았다며 담배 회사를 상대로 낸 소송에 대하여 대법원은 2014년 2월 소송이 제기된 지 15년 만에 확정판결을 내렸습니다. 결과는 국가와 KT&G의 손을 들어줬습니다. 판결 요지는 다음과 같습니다.

재판부는 'KT&G가 제조한 담배에 설계상, 표시상의 결함이나 그 밖에 통상적으로 기대할 수 있는 안전성이 결여된 결함이 있다고 볼 증거가 없다.'며 '담배의 위해성에 관한 정보를 은폐했다고도 볼 수 없다.'고 밝혔다. 이어 '폐암은 흡연으로만 생기는 특이성 질환이 아니라 물리적·생물학적·화학적 인자 등 외적 환경인자와 생체의 내적 인자의 복합적 작용 때문에 발병될 수 있는 비특이성 질환'이라며 '흡연과 관련성이 높은 것부터 흡연과 관련성에 대한 근거가 없는 것까지 다양한 종류가 있다.'고 덧붙였다.

위와 같은 대법원의 판단요지는 흡연은 각 개인의 자유의지에 따른 것이고, 담배의 위해성은 사회 통념으로 모두 알고 있는 사실이므로 국가와 KT&G는 잘못이 없다는 것입니다. 소송과정에서 KT&G는 영업 기밀을 이유로 담배의 성분 목록 등을 제출하지 않아 판결에 있어 위해성이 고려되지 않았으며, 미국 등 세계적으로 흡연자의 피해를 인정하는 추세를 외면한 판결이므로 아쉬운 점이 많은 소송이었습니다.

2012년 전 국립암센터 원장, 폐암 환자, 임산부, 미성년자, 청소년, 의료인 등 9명이 '담배사업법이 국민의 보건권, 행복추구권, 생명권, 인간다운 생활을 할 권리 등을 침해한다.'며 헌법소원을 제기하여 계류 중에 있습니다. 이제 사법부의 현명한 판단을 기다려 봅니다.

2014년 공공기관인 국민건강보험공단이 담배회사 3곳을 상대로 537억 원의 손해배상을 청구하여 현재 소송을 진행 중입니다. 공공기관 차원에서 최초로 제기한 소송으로 의미가 있으며, 개인적인 소송과 달리 보다 광범위한 자료를 토대로 과학적인 근거를 제시할 수 있어 주목 할 만합니다. 핵심쟁점은 흡연과 폐암 발생 간의 인과관계가 있는지, 건강보험공단이 직접 흡연자를 대변해 담배회사에 손해배상 청구를 할 수 있는지, 담배회사가 경고 문구를 제대로 적었는지 등 제조물 책임이 있는지, 담배회사가 흡연자들이 계속 담배를 피우도록 중독성이 있는 물질을 담배에 넣었는지 등입니다. 이 소송이 2014년 대법원 판결의 복사본이 아니길 기대해 봅니다.

제2장

정부의 금연정책

1. 정부의 금연정책, 언제부터 시작되었을까요?

1) 정부가 담배를 공급하고 금연정책을 추진하는 모순

정부가 본격적으로 금연운동을 시작한 것은 1955년 국민건강증진법 제정을 통하여 주요 공공시설 금연구역 지정 등 금연정책을 추진하기 위한 법적 기준을 마련한 것입니다. 이후 2001년 한국담배인삼공사가 민영화(현 KT&G)되면서 국가는 담배전매사업에서 손을 떼고 금연운동을 자유롭게 추진할 수 있었습니다. 담배를 국가 전매사업 체제로 생산할 때는 정부에서 담배를 생산·공급하면서 금연운동을 추진하는 모순을 가지고 있었기 때문에 금연운동을 적극적으로 추진하지 못한 부분도 있었습니다. 2009년 군부대 면세담배 폐지는 군 입대와 함께 흡연을 시작하는 관습을 탈피하는 전환점이 되었습니다. 이후 담배가격 인상 문제는 보건복지부와 기획재정부의 입장 차이로 인하여 지지부진하다가 2015년이 되어서야 인상되었습니다. 담뱃갑 경고 그림 삽입은 담배제조회사의 끈질긴 방해와 국회통과의 장벽에 막혀 11차례의 발의에도 뜻을 이루지 못했으나, 우여곡절 끝에 2016년 12월부터 적용되었습니다.

이처럼 금연정책 추진의 어려움에도 불구하고 우리나라 성인 흡연율은 큰 변화가 있었습니다. 2000년 성인 남성의 흡연율은 66.3%에서 2016년 40.7%로 많이 감소했으며, 고등학교 남학생의 흡연율도 2000년 27.6%에서 2016년 18.3%로 하락했습니다. 최근 들어 청소년 흡연율은 눈에 띄게 개선되고 있어 매우 고무적입니다.

2) 담배규제기본협약과 함께한 금연정책

우리나라를 비롯한 전 세계적으로 금연운동을 적극적으로 추진할 수 있었던 계기가 바로 세계보건기구 담배규제기본협약이 2003년 5월 제56차 세계보건총회에서 만장일치로 채택된 시점입니다. 즉, 그 동안 국가의 자율적 규제가 의무적 규제로 바뀌면서 금연정책 추진에 탄력을 받기 시작한 시점입니다. 그동안 우리나라의 금연정책 추진 경과는 다음과 같습니다.

<금연정책 주요 추진 경과>

년도	금연정책 내용
1986년	담뱃갑 경고 문구 표기 및 담배광고 제한
1988년	한국금연운동협의회 창설
1990년	실내에서 처음으로 금연·흡연 공간 구분
1995년	국민건강증진법 제정으로 주요 공공시설 금연구역 지정 등 본격적인 금연정책 시작
2001년	한국담배인삼공사(현 KT&G) 민영화
2003년	담배 성분 중 타르와 니코틴 성분 공개 세계보건기구 담배규제기본협약 서명(7.21)
2004년	금연구역 대폭 확대
2005년	담배 자동판매기에 성인인증장치 부착 세계보건기구 담배규제기본협약 비준(5.16)
2007년	발암성 물질 경고 문구 표시 의무화
2009년	군부대 면세담배 폐지
2010년	실외 금연구역 지정
2011년	잡지 담배광고 제한 강화(60회→10회) 가향물질 표시 금지 금연·흡연구역 분리→전면 금연구역으로 강화
2013년	담뱃갑 '라이트, 마일드' 등의 문구 사용금지
2015년	모든 음식점, PC방 등 공중이용시설 금연 담배가격 인상(2500원→4500원)
2016년	담뱃갑 경고 그림 적용 금연광고 및 금연구역 확대
2017년	당구장, 스크린 골프장 등 실내 체육시설 금연구역 확대

2. 세계보건기구 담배규제기본협약이란?

1) 담배규제기본협약의 배경

21세기 들어서면서 흡연은 조기 사망 및 질병의 주요 원인이 되었고, 이를 세계적 차원에서 해결해야 할 심각한 문제로 인식하기 시작했습니다.

1988년 5월 세계보건기구 브룬트란트(Dr. Brundtland) 사무총장이 취임 이후 담배규제를 우선적 과제로 선정하여 2003년 5월 제56차 세계보건총회(WHO 최고의결기구)에서 192개 WHO 회원국의 만장일치로 담배규제기본협약이 채택되었습니다. 보건 분야 최초의 국제협약으로 유엔 역사상 가장 많은 국가가 참여했으며, 2005년 2월 국제법으로 정식 발효되었습니다.

우리나라는 2003년 7월에 협약에 서명하였고, 2005년 5월에 비준했습니다. 이때가 우리나라의 금연정책의 본격적인 추진 시점입니다. 우리나라의 금연정책은 담배규제기본협약을 이행하는 과정이라고 생각하면 됩니다. 이런 의미에서 담배규제기본협약의 주요 내용이 무엇인지 개략적으로 이해하는 것이 필요합니다.

2) 담배규제기본협약의 구조와 주요 내용

담배규제기본협약은 '무역을 통한 이익보다 담배규제를 통한 공공보건이 우선'임을 기본 개념으로 하고 있으며, 담배규제를 국제적 문제로 부각시키는데 큰 역할을 하고 있습니다. 보건 분야의 국제협약이지만 법적·경제적 조치를 포함하고 있어 다양한 정부 부처를 아우르는 활동이 요구되기도 합니다. 담배규제기본협약은 전 세계 모든 국가가 담배 소비 및 흡연율 감소에 공동으로 대응할 수 있는 조치들은 시기, 대상, 장소에 따라 적절하게 활용할 수 있도록 하여 담배규제의 효과성을 극대화했습니다. 담배규제기본협약은 보다 많은 국가의 참여를 이끌어내고 새로운 문제점이 발견될 시는 필요한 개정이 용이하도록 공통의 규범만을 담고 있습니다.

담배규제기본협약의 주요 조항에서는 담배에 대한 수요를 줄이기 위한 가격 정책으로는 담뱃세를 인상하는 조치 등이 포함되었으며, 비가격 정책은 금연구역 시행, 담배의 성분 규제, 담뱃갑 포장 규제, 담배의 광고 등을 규제하는 것, 흡연자들이 금연할 수 있도록 지원하는 것 등이 포함되어 있습니다. 이와 더불어 담배밀수 등의 불법적인 거래를 금지하는 것, 미성년자를 대상으로 한 담배 판매와 미성년자가 담배를 구매하는 것 모두를 금지하는 것 등도 주요한 규제입니다. 또한, 담배 경작 농민이 담뱃잎 외에 다른 농산물을 재배할 수 있도록 지원하거나 담배 경작 및 제조와 관련하여 환경을 보호하도록 하는 조항도 포함되어 있습니다.

주요 세부 내용으로 협약 발효 후 5년 안에 협약 가입국에서는 담배의 포장 및 라벨을 개선하고, 광고, 판촉 및 후원도 제한하도록 했습니다.

- 모든 담배광고·판촉·후원 전면 금지
- 담뱃갑의 최소 30% 면적에 암에 걸린 폐의 사진을 싣는 등 경고 문

구나 그림을 삽입
- 담뱃갑 겉면에 '저타르·마일드·라이트' 등 소비자를 현혹시키는 문구사용 금지
- 담배 자판기에 미성년자의 접근을 금지
- 공공장소 금연 등 간접흡연을 예방하기 위한 방안 마련과 담배수요 및 공급 감소 조치와 관련된 조항은 3장 6조부터 4장 17조에 명시되어 있습니다.

우리나라가 담배규제기본협약 조약에 서명하면서 당면과제는 경고그림 적용과 광고 및 판촉 제한이었습니다.

<FCTC의 담배의 포장, 광고, 판촉 제한 사항>

조항	이행 기간	주요내용
제11조 담배 포장 및 라벨	3년 이내 ('08.8)	- 경고 문구의 크기는 원칙적으로 담뱃갑의 50% 이상 요구, 주요 표시 면은 반드시 30% 이상 · 경고 그림도 가능토록 권장 - 건강상 오해를 불러일으킬 수 있는 문구 금지 · 라이트, 마일드, 저타르 등 금지
제13조 담배광고, 판촉 및 후원	5년 이내 ('10.8)	- 허위, 오도, 기만적이거나 잘못된 인상을 조장할 수 있는 방법의 제품 홍보 금지 - 담배광고, 판촉 및 후원에 경고 또는 전달문구 포함 - 구매를 촉진할 수 있는 유인책 사용 제한

<FCTC의 담배의 수요 감소 및 공급 감소 조항>

3장	담배수요 감소조치	6조	담배수요 감소를 위한 가격 및 조세조치
		7조	담배수요 감소를 위한 비가격 조치
		8조	담배 연기 노출로부터 보호
		9조	담배 성분에 관한 규제
		10조	담배 성분 공개에 관한 규제
		11조	담배 포장 및 라벨 규제
		12조	교육, 의사소통, 훈련 및 일반인 인식제고
		13조	담배광고, 판촉 및 후원규제
		14조	담배중독 및 금연에 관한 수요감소 조치
4장	담배공급 감소조치	15조	담배 불법거래 금지
		16조	미성년자 담배판매 및 구매금지
		17조	경제적으로 실행 가능한 대체활동 지원 제공

3. 우리나라 금연정책 목표는?

우리나라 금연 및 흡연 예방사업에 대한 10년 목표는 '제3차 국민건강증진종합계획(HP2020)'입니다. 여러 가지 지표 중에 성인 남자 흡연율이 대표지표로 선정되었고, 2020년 목표치는 흡연율 29.0%로 설정했습니다. 금연 목적은 '흡연 예방과 흡연자의 금연, 그리고 이를 지지하는 금연 환경을 실현함으로써 흡연율을 낮추고 비흡연자를 보호하며, 이 모든 과정에서 형평성을 제고 한다.'는 것입니다.

<국민건강증진종합계획 HP2020>

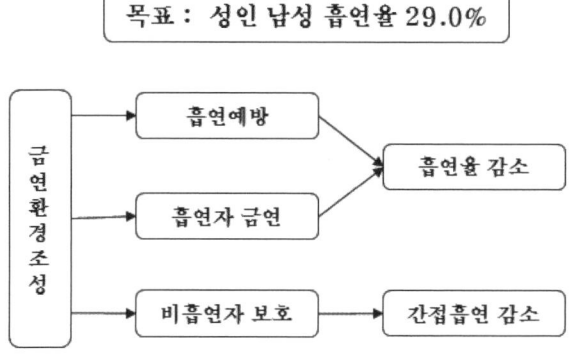

왜 국민건강을 증진시키기 위한 방안의 첫 번째 지표를 흡연율로 선정하였을까요? 보건복지부 '2013 보건복지통계연보'를 보면, 전체 사망자 가운데 가장 많은 사망원인은 인구 10만 명당 146.5명이 사망한 악성신생물(암)이었고, 심장질환(52.5명), 뇌혈관질환(51.1명) 순으로 나타났습니다. 심장질환과 뇌혈관질환은 혈관질환이므로 인구 10만 명당 103.6명으로 사망원인 2위입니다. 사망원인 1위인 암 발생은 70%가 유전적이고 30%가 생활습관인 반면에 혈관질환은 20%가 유전적이고 80%가 생활습관에 의한 질병입니다. 암에 비하여 혈관질환은 생활습관을 올바르게 할 경우 질환 발생률을 획기적으로 개선할 수 있는 것입니다. 그렇다면 혈관질환을 개선하기 위한 올바른 생활습관은 무엇일까요? 바로 금연과 절주입니다. 이것이 금연과 절주를 '국민건강종합계획의 대표지표'로 선정한 사유입니다.

특히 혈관질환은 중년기에 발생하여 35년 동안 치료를 해야 하지만 금연을 할 경우 15년이 경과하면 정상으로 회복되기 때문에 정부의 의료비 부담을 개선할 수 있으며, 국민의 건강한 삶을 영위할 수 있는 좋은 방법이기 때문입니다.

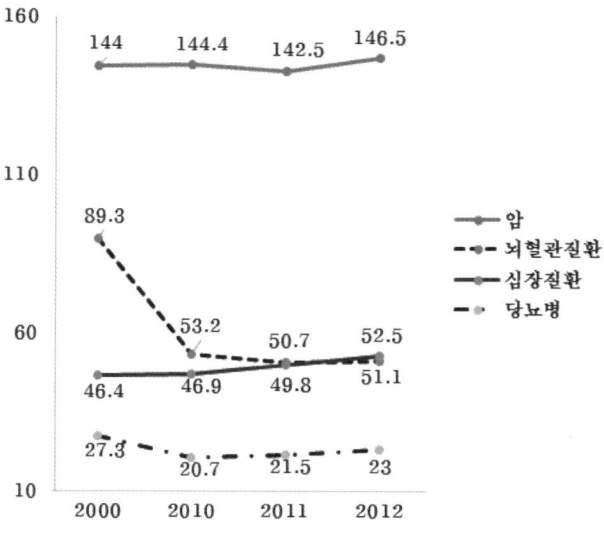

<한국인의 사망원인 변화추세>

2020년까지 성인 남성 흡연율 29% 달성하기 위한 국민건강증진종합계획(HP2020)의 세부 목표는 여덟 가지입니다.
- 청소년 흡연율을 낮춘다.
- 고등학교 계열별 흡연율 차이를 줄인다.
- 성인 흡연율을 낮춘다.
- 성인 흡연율의 지역 간, 소득 수준 간 차이를 줄인다.
- 흡연 시작률을 낮춘다. (최초 흡연 연령이 낮아짐을 예방한다.)
- 흡연자의 금연 의지 및 시도율을 높인다.
- 간접흡연율을 낮춘다.
- 금연구역을 넓힌다.

성인 남성 흡연율 29% 달성하기 위한 정부 정책은 어떤 방법이 있을까요? 담배를 규제하여 흡연율을 감소시키는 방법에는 두 가지 접근법이 있습니다. 하나는 담배에 대한 수요를 감소시키는 것이고 다른 하나는 공급을 감소시키는 방법이지만 현실적으로 공급을 감소시킬 수 있는 방법은 청소년의 담배 구매를 어렵게 하는 것 이외에는 딱히 없습니다.

담배의 수요를 감소시키는 방법에는 가격정책과 비가격 정책이 있습니다. 가격정책은 담배가격을 올려 흡연자로 하여금 경제적인 부담을 통해서 금연하도록 하는 방법입니다. 반면에 비가격 정책은 담배의 광고, 판촉, 후원 활동을 포괄적으로 금지하는 담배광고 규제, 공공장소에서의 담배 연기 노출로부터 보호하기 위한 금연구역 설정, 담배 성분 및 배출물 공개, 담뱃갑 경고 문구 및 경고 그림을 통해서 흡연자에게 경각심을 높이는 방법, 담뱃갑에 저타르·라이트·마일드 등 오도문구 사용금지, 홍보 및 금연캠페인을 통한 대중 인식 개선, 흡연 예방 교육을 통해서 점진적으로 흡연자를 줄여나가는 방법, 보건소나 병원 금연클리닉 센터의 금연지원 및 상담프로그램 운영 등이 있습니다.

4. 담배가격 인상에 따른 흡연율 저하 효과는?

1) 금연효과 있을까요?

담배가격 인상에 따른 흡연율 저하 효과는 얼마나 있을까요? 담뱃세를 통한 담배가격 인상은 담배 사용량을 줄이고 금연에 대한 동기를 부여하는 가장 효과적인 방법입니다. WHO에 따르면 담배 소매가격이 10% 인상되면 고소득 국가에서는 4%, 저소득 국가에서는 8%의 담배 소비가 감소하며, 흡연율은 각각 2%와 4% 정도 감소하는 것으로 나타났습니다. 이런 감소 효과 이외에도 담뱃세 인상을 통해 추가적으로 확보된 세수를 금연사업으로 활용하면 세금 인상에 대한 국민의 지지를 확산시킬 수 있습니다.

담배가격 인상은 저소득 계층의 흡연을 감소시키고 청소년들의 흡연 시작을 예방하는 데 효과적이므로 흡연으로 인한 건강 불균형과 신규 흡연자 문제를 해소하는데 기여할 수 있습니다.

2) 한국 담배가격 아직도 저렴합니다.

WHO 담배규제기본협약이 2년마다 발표하는 협약이행 성과보고서에 따르면 2012년 기준으로 담배에 부과되는 세금 비율은 세계 평균 59.4%이며 지역에 따라 최고 86.3%까지 부과하는 것으로 나타났습니다.

우리나라는 2015년 담배가격을 2500원에서 4500원으로 인상했습니다. 인상 초기에 흡연율이 다소 하락하였으나 예상했던 하락률에는 미치지 못했다는 평가가 있습니다. 여기서 우리가 생각해야 할 점이 있습니다. 2015년 담배가격 인상은 80%라는 획기적인 인상이었습니다. 그러나 한 갑에 4500원의 가격은 OECD 회원국 34개국 중에서 31위로 저렴한 수준입니다. 인상 전 33위에서 2단계 오르는데 그친 것입니다. OECD 평균 9000원의 절반 가격에 불과합니다. 담배가격 인상 효과가 없다고 할 것이 아니라 국제수준으로 가격을 추가로 인상해야 합니다. 물론 추가로 담배가격을 올리면 서민의 가계 부담을 가중시킨다는 비난이 불 보듯 뻔한 일입니다. 그러나 담배가격을 OECD 평균가격이 될 때까지 올려서 흡연자로 하여금 금연을 결심하게 하는 계기가 되어야 합니다. 현재 담배가격 4500원이 흡연자가 부담스러울 만한 가격인지 되짚어 보아야 할 것입니다. 흡연자로 하여금 담배가격에 부담스러움을 크게 느껴야 흡연율이 낮아지고, 금연에 의한 의료비 절약, 담배 구매비용 절약 등 서민층의 경제적 어려움도 근본적으로 해결하는 방안입니다.

특히 담배가격 인상은 청소년의 흡연율을 낮추는 중요한 수단이기도 합니다. 저자가 학교 금연교실에 참여하는 학생들과 상담을 했을 때 담배가격 인상이 금연 동기부여의 중요한 요인임을 확인할 수 있었습니다.

3) 인천공항 면세점 담배 불티납니다.

인천공항 면세점 중에서 24시간 영업하는 곳이 한군데 있습니다. 바로 담배와 술을 판매하는 면세점입니다. 흡연자들은 한 보루씩 가방에 고이고이 모시고 나가야 마음이 편할 것입니다. 이렇게 여행자들이 담배를 한 보루씩 구입하는 이유는 2가지입니다. 첫째는 외국의 친인척·동료 흡연자들에게 선물하기 위한 것입니다. 시중에서 한 보루에 45000원인데 인천공항에서는 한국 흡연자의 대표상품인 '에세'가 25100원입니다. OECD 국가의 평균 가격이 90000원이니 75000원이 절약되는 셈입니다. 이보다 더 좋은 선물이 어디 있을까요. 둘째는 귀국할 때 가지고 들어오는 밀수입니다. 통상 귀국에 있어서 규제는 한 보루이지만 어떤 방법이냐에 따라서 달라집니다. 구체적인 방법을 기술하는 것은 적절하지 않아 생략합니다. 우리가 통상적으로 행하는 방법이긴 하지만 엄밀히 말하면 위에서 말한 두 가지가 모두 세계보건기구 담배규제기본협약의 담배 밀수에 해당되는 것입니다.

이런 일들이 왜 발생할까요? 우리나라 담배가격이 아직도 너무 저렴하기 때문입니다. 프랑스의 경우는 유럽연합(EU)에서 영국과 아일랜드에 이어 담배가격이 세 번째로 비싼 나라입니다. 담배가격이 7유로이며 약 80%가 세금인데, 2020년까지 3차례에 걸쳐 10유로까지 인상하겠다고 발표했습니다. 우리도 프랑스와 같은 담배가격 인상 모델을 적용하면 어떨까요. 2015년도 인상으로 효과가 없다고 푸념할 것이 아니라, OECD 국가의 평균 가격인 9000원까지 인상하는 프로젝트를 국무총리가 발표한다면 참 좋을 것 같은데 말입니다.

5. 담뱃갑 경고 그림 적용 아직도 멀었습니다.

1) 비흡연자는 원한다. 경고 그림 확대를!

　담뱃갑 경고 그림 도입은 WHO 담배규제기본협약에서 제시하고 있는 대표적인 비가격 정책으로 이미 전 세계 여러 국가를 통해 아동, 청소년의 흡연 예방 효과는 물론 흡연자의 금연 유도, 흡연량 감소 등의 효과가 과학적 근거를 통해 입증된 효과적인 정책입니다.
　보건복지부와 질병관리본부의 '2016년 국민건강영양 보고서'에 따르면 19세 이상 성인 남성 흡연율은 2015년 39.4%까지 낮아졌다가, 2016년 다소 오른 40.7%였습니다. 이를 두고 관계부처에서는 일시적인 요요현상이라고 설명하고 있으며, 혹자는 담배가격 인상과 경고 그림 적용으로 인한 효과가 없음을 지적합니다만 그동안 담뱃갑 경고 그림을 적용한 OECD 국가의 흡연율 저하 효과는 매우 높은 것을 알 수 있습니다.

<OECD 국가의 경고 그림 적용 효과>

국가	도입 년도	도입 후 흡연율 (%)	흡연율 저하 효과 (%포인트)
브라질	2008	21.6	13.8
캐나다	2013	16.9	7.8
벨기에	2013	21.6	6.4
노르웨이	2014	13.0	6.0
홍콩	2012	19.1	5.4
호주	2013	14.5	4.1
스페인	2011	27.9	3.3
영국	2012	22.0	0

그렇다면 우리나라는 왜 효과가 미미할까요? 앞으로 경고 그림 적용이 어떻게 개선되어야 하며, 비가격 정책을 추진하기가 얼마나 멀고 험난한지 정보를 공유하는 차원에서 소개합니다.

우여곡절도 많았던 담뱃갑 경고 그림이 13년 동안의 입법 노력 끝에 2016년 12월 23일부터 시행되었습니다. 2002년부터 정부가 담뱃갑 경고 그림 도입을 시도한 이후 무려 11번이나 발의되었다가 번번이 무산되었던 것이 13년 만에 국회를 통과했습니다. 1986년 담뱃갑에 경고 문구가 표기된 지 30년 만에 이루어진 것이기도 합니다. 1905년 국내 첫 궐련 담배인 '이글'이 생산된 때부터 계산하면 111년만입니다.

개정안은 담배 제조사가 흡연의 해로움을 소비자에게 정확히 전달하기 위해 담뱃갑 앞면과 뒷면 면적의 절반 이상을 경고 그림과 문구로 채우도록 했습니다. 경고 그림 크기는 담뱃갑 앞면과 뒷면의 각각 30%를 넘도록 그림이나 사진 등을 의무적으로 표기하는 것입니다. 이러한 제도는 2003년 7월 세계보건기구의 담배규제기본협약에 서명한 것에 따른 것으로 2008년 7월까지 도입해야 하는 것이었습니다. 그러나 국회에서는 담뱃갑 경고 그림에 대한 정부와 시민단체의 요구를 계속해서 외면했습니다. 시민단체의 계속되는 요구에 2014년 12월 담뱃갑 경고 그림 도입 의무화 법안이 국회를 통과했습니다. 그런데 담배회사의 준비 기간이 필요하다면서 '18개월 후 시행'으로 조건을 달았습니다. 이 조건 때문에 1년 6개월이 또 연기되었습니다. 국회의원들이 왜 그랬을까요? 경고 그림이 부착될 경우 매출 감소를 우려하고 있는 담배회사 직원들이 국회에 상주하며 치열한 로비를 펼쳤기 때문입니다.

준비 기간을 이유 삼아 2016년 12월로 연기되어 시행을 코앞에 두고 있었는데, 또 날벼락이 날아들었습니다. 2016년 4월 대통령 직속 규제개혁위원회 회의에서 경고 그림을 굳이 담뱃갑 '상단에 넣는 것이 효과가 불분명하다면서 이 규제를 없애라.'고 권고를 했습니다. 이에 복지부는 받아들일 수 없다면서 재심의를 신청했고, 한국금연운동협의회를 중심으로 원안대로 추진할 것을 주장하면서 시민운동을 전개했습니다. 서울정부청사 앞에서 1인 시위를 추진했습니다. 1인 시위는 한국금연운동협의회 이사와 전문 강사들이 주도적으로 참여했습니다. 사오월의 뜨거운 태양 아래서 1인 시위는 참으로 참기 어려웠지만, 시민들의 동참이 힘이 되었으며, 시민들이 함께 참여한 캠페인 덕분에 경고 그림 위치 문제는 원안대로 가결되었습니다.

그럼 왜 규제개혁위원회에서 이런 문제를 제기하였을까요? 규제개혁위원회에서 담배규제기본협약의 문구를 들어 문제를 제기한 것입니다. 담배규제기본협약에는 경고 사진이나 문구는 주요 표시면의 30% 이상을 차지할 것을 의무화하면서 경고 그림 위치는 '상단이 좋겠다.'라는 정도로만 권고하고 있기 때문에 현재 나라마다 그림 위치가 각자 다르게 적용되고 있습니다.

담뱃갑 경고 그림을 담뱃갑 하단에 넣은 나라는 칠레, 콜롬비아, 몽골, 사우디아라비아, 쿠웨이트 등 주로 남미와 중동지역 25개 국가입니다. 반면에 캐나다, 싱가포르, 영국, 프랑스, 스페인, 오스트리아, 네덜란드 등 51개 나라는 상단에 경고 그림을 넣었습니다. 주로 유럽 국가들이 상단에 많이 넣었습니다.

경고 그림의 위치에 따른 차이가 없다고 담배제조회사와 규제개혁위원회는 주장하였으나, 한국건강증진개발원에서 실시한 결과를 보면 경고 그림을 상단에 넣었을 때 사람들의 시선이 머문 시간의 비중인 시선점유율이 61%인데 반하여 하단에 넣었을 때는 47%에 불과했습니다. 이런 결과는 구텐베르그 다이어그램으로 설명할 수 있습니다. 사람들은 보통 어떤 사물을 볼 때 그림과 같이 1, 2, 3, 4 순서로 위로부터 아래로 시선이 가는 습성이 있습니다.

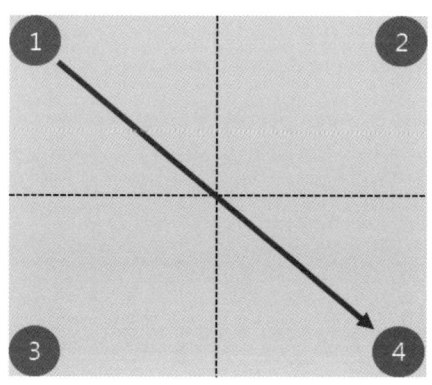

<구텐베르크 다이어그램의 시선 이동>

사람들이 활자를 읽을 때는 좌측에서 시작하여 우측으로 이동하며, 읽기 중력이 작용해서 시선이 위에서 아래로 떨어지는 흐름을 갖게 됩니다. 그래서 EU에서 경고 그림이 상단에 있을 때 효과가 훨씬 더 크다는 독일 암센터 연구결과를 받아들여 2016년 5월부터 경고 그림을 모두 위에 배치하는 것을 의무화했습니다. 이러한 이론을 잘 알고 있는 KT&G를 비롯한 담배회사가 담뱃갑 경고 그림으로 인한 담배의 거부감을 반감시키기 위해서 하단에 경고 그림을 배치하려고 꼼수를 부린 것입니다.

경고 그림을 하단에 배치하려는 또 다른 이유가 있습니다. 담배를 진열할 때 하단 부분이 거치대의 광고물에 가려서 경고 그림이 보이지 않습니다. 그리고 담배를 피울 때 담배의 하단 부분을 손으로 잡고 꺼내기 때문에 경고 그림이 자연스럽게 가려지기 때문입니다.

이뿐만이 아니었습니다. 담배규제기본협약에는 담배규제와 관련한 회의에는 담배업계 종사자나 대변자를 참석시키지 못하게 돼 있음에도 불구하고 KT&G 사외이사 출신이 민관위원으로 참석해 논란이 되기도 했습니다. 또한 담뱃갑 경고 그림의 효과에 대한 연구결과가 부족하고 일반인이 경고 그림을 볼 경우 정서적으로 좋지 않을 수 있으며, 어린 학생이 금연교육을 받았는데 어떤 병적인 반응을 보였다는 등 담배회사를 대변하는듯한 발언이 또 다른 위원들로부터 나오는 등 부적절한 위원회 회의를 엿볼 수 있었던 것입니다.

결국, 국민건강증진법 시행령 제9조2항에 '경고 그림과 경고 문구는 담뱃갑 포장지의 경우 그 넓이의 100분의 50 이상에 해당하는 크기로 표기하여야 한다. 이 경우 경고 그림은 담뱃갑 포장지 앞면, 뒷면 각각의 넓이의 100분의 30 이상에 해당하는 크기로 하여야 한다.'고 명시하였으며 2년마다 경고 그림을 교체하도록 했습니다.

적용한 경고 그림은 목에 커다란 구멍이 뚫린 후두암 환자, 아기로 향하는 임신부의 담배 연기, 뇌졸중·폐암·성 기능 장애·피부 노화 등 10가지 종류의 폐해를 담았습니다.

경고 그림의 시각적 이미지는 문구에 비해 눈에 잘 띌 뿐만 아니라 메시지 전달 효과도 높고 특히 유아나 어린 학생들에게 어려운 용어로 설명하지 않아도 담배의 폐해를 한눈에 보여줄 수 있게 된 것입니다.

이렇게 어렵게 경고 그림을 적용했는데 흡연율은 예측했던 것에 비교하여 효과가 없다는 지적에 향후 어떻게 경고 그림을 개선해야 할지 알아보겠습니다.

2) 담뱃갑 경고 그림 향후 과제는 무엇일까요?

보건복지부에 따르면, 2017년 10월 스위스 제네바에서 열린 세계보건기구 담배규제기본협약 워크숍에서는 '한국을 포함한 민무늬 담뱃갑(plain packaging : 담뱃갑에 담배광고가 없는 것)을 적용하지 않은 국가들은 도입을 검토하라'는 권고가 나왔습니다. 민무늬 담뱃갑이란 담배를 포장할 때 정해진 색깔과 글꼴로 브랜드 이름만 표기하고, 그 외 로고나 색상, 상표, 브랜드 이미지 등을 쓰는 것은 아예 금지하는 규제를 의미하는 것입니다.

전 세계적으로 큰 크기의 경고 그림으로 담뱃갑 면적의 60% 이상 크기의 경고 그림을 부착하는 것을 의무화하고 있습니다. 태국은 담뱃갑 면적의 85%를 적용하였으며, 담배업계의 로비에도 불구하고 60% 크기를 적용한 스리랑카, 65% 적용에 합의한 EU 등이 대표적입니다.

흡연의 폐해를 줄이기 위해 이미 민무늬 담뱃갑 제도를 세계 처음으로 도입하고 있는 호주는 2012년 12월부터 민무늬 담뱃갑을 시행했는데, 담뱃갑 포장의 기본 색상은 호주인들이 가장 싫어하는 짙은 올리브색으로 통일하고, 앞면적의 75%, 뒤 면적의 90% 이상을 경고 그림으로 채웠습니다. 이어 영국, 프랑스, 아일랜드가 2016년 5월부터 민무늬 포장을 시작했고, 캐나다, 뉴질랜드, 싱가포르 등 9개 국가에서 도입을 검토하고 있습니다.

캐나다 암 협회는 문구나 그림에 상관없이 담뱃갑 건강 경고 크기를 앞뒤 면적 평균으로 계산하여 국가별 순위를 낸 바 있는데, 상위 10위권 국가들은 호주를 포함하여 우루과이, 캐나다, 태국 등으로 모두 경고 그림을 삽입하고 크기 또한 최소 50% 이상이었습니다. 우리나라는 평균 면적 30%로 공동 97위를 차지했습니다. 따라서 경고 그림 적용에 따른 금연효과가 없다고 주장할 것이 아니라 현재보다 면적을 확대 적용해야 할 것입니다. 그다음은 이번에 적용한 디자인도 혐오감을 준다고 자극적인 것을 자제했으나, 향후 좀 더 자극적인 디자인을 적용해야 흡연자들로 하여금 경각심을 줄 수 있을 것입니다.

3) 환경이 변해야 흡연율이 낮아집니다.

금연 효과는 시대의 사회 환경과 밀접한 관계가 있습니다. 그동안 흡연율 감소는 나이가 많은 연령층의 금연에 기인한 것으로 젊은 층의 흡연율은 크게 개선되지 않았습니다. 최근 몇 년 동안 우리나라 청년들이 겪는 사회적 고통은 헤아릴 수 없는 상태이며, 사회적 양극화가 심화함에 따른 저소득층의 소외감으로 흡연이 힘든 세상을 탈출하고자 하는 피난처였음이 분명할 것입니다. 이를 증명하는 것이 경고 그림이 적용된 이후에 담뱃갑 케이스와 패드가 불티나게 팔렸습니다. 즉, 경고 그림을 계기로 금연을 하겠다는 의지 대신 경고 그림을 감추려는 대안을 먼저 챙긴 것입니다. 이러한 점을 감안하면 2015년 담배가격 인상과 2016년 담뱃갑 경고 그림 적용에 따른 흡연율 감소를 평가하는 것은 좀 성급한 감이 있지 않나 생각해 봅니다.

담배가격 인상과 경고 그림 적용으로 흡연인구가 급격히 낮아지기를 기대하는 것 자체가 무리가 있습니다. 경고 그림 적용은 교육적 측면에서 청소년들에게 담배의 객관적 정보를 확실하게 전달할 수 있도록 하는 하나의 도구입니다. 경고 그림에 의한 흡연 예방을 통하여 신규 흡연인구가 감소하면 중장기적으로 흡연인구가 줄어들도록 하는 목적도 포함되어 있는 것입니다. 따라서 담배가격 인상을 비롯한 경고 그림 적용과 홍보 등을 지속적으로 확대 적용하여 금연 분위기를 확산시키는 것이 중요합니다.

6. 금연구역 지정 확대해야 합니다.

 금연구역을 지정하는 목적은 비흡연자를 보호하여 담배 연기 없는 행복한 생활을 유지하기 위해서입니다. 그 외에 경제적 측면에서 흡연으로 인한 건물 청소 및 유지비 절감, 흡연에 의한 화재 위험성 감소, 흡연자 및 비흡연자의 노동력과 생산력 향상, 흡연자와 비흡연자의 의료비 절감 등입니다.

 1) 금연구역에서 담배 피우는 몰지각한 흡연자들!

 한적한 거리를 걷다 보면 불쾌하게 마주치는 것이 담배 연기입니다. 담배 연기가 사람의 건강에 나쁜 영향을 준다는 것을 모르는 사람이 없습니다. 또한, 간접흡연으로 인한 폐해 역시 다 알고 있는 사실입니다. 정부의 금연정책으로 금연구역이 늘어나면서 흡연자들의 설 자리가 좁아져 마음이 불편할 것입니다.
 흡연자의 입장에서 생각해 보면 흡연자의 불만 또한 일리가 있습니다. 담배가격에 부과하는 세금이 약 74% 정도니까 조세부담률로 따지면 으뜸 애국자인데….거리에서, 버스정류장에서, 건물 내에서, 식당에서, 심지

어는 보행 중 흡연을 금지해야 한다는 여론이 높게 형성되고 있으니 얼마나 속 터지고 억울한 마음이 들까요. 그렇다고 유럽이나 일본처럼 흡연 부스가 깔끔하게 마련되어 있는 것도 아니고요. 흡연자에게 있어서 가장 기분 나쁘고 듣기 싫은 단어가 금연구역이 아닌가 싶습니다. 즉, 비흡연자는 비흡연자대로 불만이고 흡연자 역시 불만이 그대로 있을 수밖에 없는 것이 현실입니다. 그렇다고 금연구역에서 흡연을 한다든지, 길거리 흡연을 하는 것은 용서 받을 수 없는 행동 아닌가요?

2) 흡연권 행사가 진정한 권리인가?

금연구역 설정과 관련하여 먼저 살펴보아야 할 것이 흡연권의 근거 및 제한 가능성입니다. 국민건강증진법시행규칙 제6조(금연구역 등)의 위헌 확인에 대한 헌법재판소 판례는 다음과 같습니다.

흡연권은 인간의 존엄과 행복추구권을 규정한 헌법 제10조와 사생활의 자유를 규정한 헌법 제17조에 의하여 뒷받침된다. 흡연을 전통문화라고 할 수는 없으므로 헌법 제9조에 의하여 흡연권이 보장된다고 할 수는 없다. 혐연권은 흡연권과 마찬가지로 헌법 제17조, 헌법 제10조에서 그 헌법적 근거를 찾을 수 있으며 헌법이 보장하는 건강권과 생명권에 기하여서도 인정된다. 흡연권은 사생활의 자유를 실질적 핵으로 하는 것이고, 혐연권은 사생활의 자유뿐만 아니라 생명권에까지 연결되는 것이므로 혐연권이 흡연권보다 상위의 기본권이다. 이처럼 상·하의 위계질서가 있는 기본권끼리 충돌하는 경우에는 상위기본권 우선의 원칙에 따라 하위기본권이 제한될 수 있으므로, 결국 흡연권은 혐연권을 침해하지 않는 한에서 인정되어야 한다. 흡연은 비흡연자들 개개인의 기본권을 침해할 뿐만 아니라 흡연자 자신을 포함한 국민의 건강을 해치고 공기를 오염시켜 환경을 해친다. 그러므로 공익(국민의 건강)이 제한되는 사익(흡연권)보다 크기 때문에 법익 균형성이 인정되어 과잉금지원칙에 위반되지 않아 합헌이다.

요약하면 '흡연권은 자유권이나 행복추구권에 해당하는 권리이지만 자유권이나 행복추구권의 행사는 타인의 권리를 침해하지 않는 범위 내에서 행사할 수 있는 권리이므로 흡연권보다 혐연권이 우선 한다.'는 요지입니다.

그렇다면 우리나라 국민은 금연구역 확대에 대하여 어떤 생각을 하고 있을까요? 2015년 8월 한국건강증진개발원 국가금연지원센터가 진행한 국가 금연정책에 대한 대국민 여론조사에 따르면 흡연을 줄이기에 효과적이라고 생각하는 방안 7개 항목의 설문조사에서 담배가격 인상 20.7%, 금연교육 및 홍보강화 19.9%, 금연구역 확대 14.2%로 세 번째로 높아 간접흡연에 대한 불만이 높았음을 증명하고 있습니다.

3) 외국의 금연구역 지정사례

미국이나 호주의 일부 대학에서는 대학캠퍼스 내에서는 흡연할 수 없도록 했으며, 뉴질랜드는 특정 도로를 금연구역으로 지정했습니다. 또한 호주, 바레인, 캐나다, 시프러스, 남아프리카공화국에서는 공공장소뿐만 아니라 개인적인 공간까지 금연구역을 확대했습니다. 즉 어린이가 탑승한 경우 개인 소유 자동차에서도 흡연을 금지하고 있습니다. 이처럼 금연구역을 확대 적용하는 것은 흡연자와 비흡연자 모두를 위한 일입니다. 비흡연자를 보호하는 방법은 실내 금연을 통하여 독성이 강한 담배 연기로 부터 자유로울 수 있게 하는 것이며, 금연구역이 확대될수록 흡연율이 감소하는 효과가 있기 때문입니다.

WHO에 따르면 '100% 전면 금연구역 정책 시행 1년 만에 심장마비를 40%까지 줄일 수 있다.'고 했습니다. 또한 금연구역 정책은 흡연자의 금연을 유도하는 효과도 있으며, 직장 내에서 100% 전면 금연구역 적용은 흡연이라는 행위에 대한 사회적 인식을 '피해야 할 것, 안 좋은 것'으로 변화시킴으로써 청소년 흡연 예방 효과가 크다고 밝혔습니다.

4) 금연구역 지정 현황을 살펴볼까요?

우리나라의 금연구역 정책 이행은 어디까지 왔을까요? 2014년 세계 130개 국가 중 84%에서 금연구역 정책을 시행하고 있으며, 완전 금연구역의 평균 이행률은 61%였습니다. 특히 나이트클럽, 술집의 완전 금연구역 이행도 45% 수준이었습니다. 현재 우리나라는 학교, 음식점 등 26종의 주요 공중이용시설을 전체 금연구역으로 추진하고 있으나, 의료기관 및 어린이·청소년 이용시설을 제외한 실내 금연구역에 '흡연실' 설치가 가능하고 금연구역과 시행 정도를 특정 시설별로 지정하다 보니 추가적인 금연구역 지정요구가 계속되고 있습니다.

해당 시설 여건에 따라 금연구역과 흡연실 설치에 대한 규정이 다소 복잡하여 국민들과 단속 공무원에게 혼선이 발생하기도 합니다. 실제 거리에서 흡연단속원들은 매일 흡연자들과 전쟁을 치르고 있습니다. 과태료를 물리려고 신분증을 요구하면 '경찰도 아닌 게 어디서 신분증을 요구하느냐'며 협박을 일삼고, 개인정보 운운하며 되레 큰소리 치고, 금연구역 밖이라고 고집을 부려 줄자로 측정하는 일도 빈번하게 발생합니다. 온갖 욕설에 심지어는 여성 단속원을 담뱃불로 지지려고 달려드는 일도 비일비재한 것이 현실입니다. 이런 문제점을 개선하기 위해서라도 완전한 실내 금연구역 추진과 금연구역 명료화, 길거리 흡연규제에 대한 사회적 합의를 도출하기 위해서 노력해야 합니다.

다행스러운 것은 금연아파트가 전국적으로 퍼지고 있어 차제에 금연운동이 확산하는 계기가 되었으면 좋겠습니다. 그동안 아파트 층간 담배연기로 이웃 간의 갈등을 일으켜 2016년 국민신문고에 올라온 아파트 간 접흡연 피해 민원이 392건에 달할 정도로 심각합니다.

2016년 9월부터 개정 국민건강증진법의 시행에 따라 아파트 등 공동주택의 거주세대 2분의 1 이상이 신청할 경우 관할 시·군·구에서는 공동주택 내의 복도, 계단, 엘리베이터 및 지하주차장의 전부 또는 일부 등 공용부분을 금연구역으로 지정할 수 있고, 이후 금연구역에서의 흡연 적발 시 5만 원의 과태료를 부과하도록 했습니다. 그러나 시빗거리도 만만치 않습니다. 우선 공동 주택 전체나 욕실, 베란다 등의 사생활 공간을 금연구역으로 지정할 경우 지속적인 민원이 이어질 것이며, 아래윗집의 원성은 상존할 것입니다. 따라서 금연아파트 지정을 하더라도 흡연자가 '나쁜 사람'이라던가 아니면 '비상식적인 사람'이라는 인식보다는 '흡연은 질병이다.'라는 생각을 가지는 것이 필요해 보입니다.

주전자 뚜껑에 작은 구멍을 내놓은 것은 물을 끓일 때 안전장치 역할을 하여 사고의 위험을 예방하기 위한 것처럼, 금연정책을 강력하게 추진하더라도 흡연자에게 최소한의 유예기간이나 아파트 단지별로 금연프로그램 운영과 같은 적극적인 대책이 필요합니다.

2017년 12월부터 실내 체육시설을 금연구역으로 확대한 국민건강증진법 개정안이 본격 시행에 들어갔습니다. 이에 따라 '너구리 굴'이라고 일컫는 당구장·스크린골프장 업주 등은 금연구역 안내 표지판 또는 스티커를 건물 출입구, 계단, 화장실 등 주요 위치에 의무적으로 부착해야 합니다. 이를 어기면 관할 시·군·구청에서 우선 시정명령 후 1차 위반 시 170만 원, 2차 위반 시 330만 원, 3차 이상 위반 시 500만 원의 과태료를 부과합니다. 또 이들 실내체육시설에서 담배를 피운 흡연자는 적발되면 10만 원의 과태료를 물어야 합니다. 복지부는 현장단속을 벌이되, 업계의 요구를 반영해서 2018년 3월 2일까지 3개월간 계도기간을 운영, 현장에서 담배를 피우다가 걸리더라도 과태료를 부과하지 않고 주의 조치하기로 했습니다.

<금연구역 지정 현황>

연도	제·개정	국민건강증진법 규제	국민건강증진법 위반
1995	금연구역 지정	공중이용시설 소유·점유·관리자는 금연구역과 흡연구역으로 구분하여 지정해야 함	·법 34조 50만원 이하 과태료 ·경범죄처벌법 1조 : 2~3만원 범칙금
1999	금연구역 확대	령 6조 : 공중이용시설 목욕장 추가	
2003	흡연구역 설치기준 강화	시설 전체를 금연구역으로 지정하거나, 흡연구역 지정 시 환기시설, 칸막이 등의 시설을 설치함	·법 34조1항(구역지정 위반) 300만원 이하 과태료 ·법 34조2항(시설기준 위반) 200만원 이하 과태료
2010	금연구역 지정 및 과태료부과 근거 마련	지방자치단체가 조례로 금연구역 지정 가능	법 34조3항 금연구역에서 흡연하는 자 10만원 이하 과태료 부과
2011	시설전체 금연구역 지정	시설전체를 금연구역으로 지정	흡연구역 폐지
2012		음식점(면적 150㎡ 이상), PC방 등 공중이용시설 전면 금연 시행	음식점, PC방 흡연석 유예기간
2014	금연지도원 제도 도입	·법 9조의5 : 금연구역 감시·계도를 위한 금연지도원 제도 도입 ·음식점(면적 100㎡ 이상), PC방 등 공중이용시설 전면 금연 시행	음식점, PC방 흡연석 유예기간
2015		모든 음식점 금연구역 시행	흡연석(구역) 유예기간 종료 흡연실 별도설치
2017	금연구역 확대	당구장, 스크린 골프장 등 실내 체육시설 금연구역 확대	3개월간 계도

4) 경각심 주지 못하는 과태료

금연구역에서 부과하는 과태료도 현실성이 너무 부족합니다. 우리나라는 금연구역에서 흡연을 할 경우 국민건강증진법 34조 3항에 의거해서 과태료 10만원을 부과하고 있습니다. 또 각 지방자치단체가 금연구역으로 정한 '금연거리 · 공원 등'에서 담배를 피우다 걸리면 과태료 10만원 이하로 부과하고 있으나, 5만원을 부과하는 곳도 있습니다.

외국은 어떨까요. 홍콩은 약 50만 곳을 실외 금연구역으로 지정하고 있는데, 이곳에서 담배를 피우다 걸리면 5000홍콩달러(약 72만원)를 벌금으로 부과합니다. 청결유지 세계 으뜸인 싱가포르는 금연구역 위반 시 벌금이 이 보다 더 많은 1000싱가포르 달러(약 81만원)입니다.

호주도 2016년 11월부터 공동주택관리법을 시행해 아파트에서의 흡연을 규제하고 있는데, 우리보다 벌금 수위가 높습니다. 이웃 항의에도 발코니에서 담배를 계속 피운다면 첫 적발 시 1100호주달러(약 92만원), 2회부터는 최대 2200호주달러(약 183만원)의 벌금을 내야 합니다.

우리나라는 금연구역으로 지정한 곳 외에 길거리에서 흡연할 때 처벌할 수 있는 법적 근거가 없습니다. 반면 일본은 길거리 흡연을 원칙적으로 금지하고 지역에 따라 2000엔(2만원)에서 2만엔(20만원)이 과태료를 부과하고 있습니다.

7. 정부의 금연정책, 어떻게 추진해야 하는가?

2015년 한국건강증진개발원 국가금연지원센터가 진행한 국가 금연정책에 대한 대국민 여론조사에 따르면 흡연인구 줄이기에 효과적이라고 생각하는 금연정책에 대하여 담배가격 인상, 금연교육 및 홍보강화, 금연구역 확대, 금연지원 서비스 제공, 담뱃갑 경고 그림 도입, 담배광고 및 진열금지 순으로 나타났습니다.

<금연정책에 대한 대국민 여론조사>

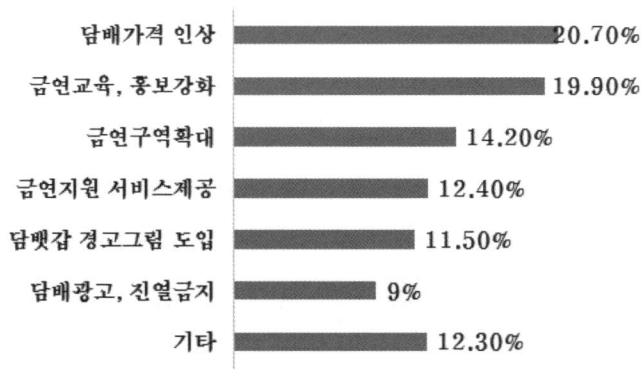

정책	비율
담배가격 인상	20.70%
금연교육, 홍보강화	19.90%
금연구역확대	14.20%
금연지원 서비스제공	12.40%
담뱃갑 경고그림 도입	11.50%
담배광고, 진열금지	9%
기타	12.30%

전술한 바와 같이 추가적인 담배가격 인상, 경고 그림 확대적용은 필히 추진되어야 할 사항입니다. 또 시급히 추진되어야 할 사항으로는 금연교육 및 홍보강화를 확대할 필요가 있습니다. 2017년 국가금연지원서비스 예산은 1475억 원으로 전체 국민건강증진기금 2조 7357억 원의 5%에 불과합니다. 담배가격 인상이 국민 건강이 아니라 '우회 증세, 꼼수 증세'라며 세수 확대가 주된 목적이라는 비난을 받는 이유입니다. 담배가격 인상으로 발생한 세수를 금연지원서비스 재원으로 사용하면 왜 이런 오해를 불러일으키겠습니까?

학교에 흡연 예방 예산이 책정된 것은 담배가격이 인상된 2015부터 입니다. 다행스럽게도 청소년의 흡연율이 2014년 9.2%에서 2016년 6.3%로 크게 낮아졌습니다. 이런 흡연율 저하를 이어갈 수 있도록 정부는 담배가격 인상으로 인한 세수입으로 국가 재정을 살찌울 것이 아니라, 현재 국민건강증진기금의 5%에 불과한 금연지원서비스 예산을 10% 수준으로 책정해야 합니다.

전 세계적으로 유례를 찾아볼 수 없는 강력한 담배규제 정책을 추진하는 호주의 예를 보겠습니다. 강력한 정책이 성공하는 이유는 첫째, 담배규제 선진국의 면모를 가지고 있었기 때문입니다. 호주는 이미 담배규제 정책 전반에 걸쳐 FCTC 소항을 기초로 한층 더 강화된 규제를 도입하여 시행하고 있습니다.

둘째, 정부의 의지와 부처 간의 협력이 담뱃갑 규제와 민무늬 포장 도입을 가능하게 했습니다. 정부 스스로 담배규제의 중요성을 깊이 인식하고 있었고 여기에 더불어 보건뿐 아니라 재정부, 무역부 등 모든 부처가 담배규제 정책 발전을 위하여 협력하고 있습니다.

셋째, 시민단체의 역할도 중요합니다. 우리나라에서 가장 먼저 금연 문제를 제기해온 선도적인 시민단체로 한국금연운동협의회를 들 수 있습니다. 한국금연운동협의회는 1988년 정광모 소비자연맹 회장과 김일순 교수 두 분에 의해 시작되었습니다. 그 당시만 해도 국가가 담배를 전매사업으로 만들어 팔던 시기였고, 성인 남성의 80% 이상이 흡연하던 시기였습니다. 한국금연운동협의회는 금연운동 1세대로써 금연구역 지정, TV·라디오에서의 담배광고 금지, 건강증진기금 출범을 이루어낸 1995년 국민건강증진법 통과, 2005년 전국 보건소 금연클리닉 설치 등 우리나라 금연운동 역사에 핵심적으로 기여했습니다. 특히 최근에 이루어진 담배가격 인상과 담배 경고 그림 도입 등은 꾸준한 활동으로 이루어낸 쾌거라 할 수 있습니다. 우리나라 흡연율이 단기간에 80%대에서 40%대로 낮아져 아시아 지역 금연운동의 성공사례로 손꼽히는 데에는 이러한 시민단체의 역할이 밑거름이 되었던 것입니다.

정부는 국민건강증진종합계획(HP2020)에 따라 2020년까지 성인 남성 흡연율을 29%까지 낮출 계획을 하고 있습니다. 현재 상태에서는 좀 버거워 보이지만 피부로 느낄 수 있는 금연지원 정책과 현재보다 더 강력한 비가격 정책을 추진한다면 29%도 가능할 것으로 전망해 봅니다.

그러나 흡연문화는 정부의 금연정책 만으로 해결되진 않습니다. 우리나라 사람들은 성격 급하기로 1등 국가입니다. 3분 컵라면이 익기 전에 뚜껑을 열어 뒤적이고, 자판기 커피 컵 나오는 곳에 손을 넣고 기다리고, 상대방이 통화중인데 전화 안 받는다고 계속 전화를 합니다. 그런가 하면 '돈이 된다'하면 벌떼처럼 몰렸다가 '아니다'하면 썰물처럼 우르르 뛰쳐나가는 쏠림 현상이 아주 심합니다. 해마다 반복되는 '농작물 따라 심기'가 그렇고, 돈이 된다 하니까 중고등학생까지 몰리는 '가상화폐 비트코인 투자'가 그렇습니다. 이처럼 급한 성격과 쏠림현상의 결말은 실망과 스트레스입니다. 실망과 스트레스를 해소하기 위한 건전한 문화 활동이 부족할수록 찾는 것이 담배입니다. 한국인의 행복지수는 OECD 36

개 국가 중 27위로 하위권입니다. 이 행복지수를 끌어 올리는 것이 흡연율을 낮추는 길입니다.

제3장

니코틴의 약리작용과 중독

1. 니코틴! 너는 누구냐?

 어쩌다 한번 입에 물면 평생을 고통 속에서 살아가도록 족쇄를 채우는 당신은 참으로 기이한 재주를 가진 물질입니다. 어떤 사람은 당신을 평생 친구로 여기며 생사고락을 같이하고, 어떤 이는 잘못된 만남을 깨닫고 굳세게 마음먹고 이별을 합니다. 그러나 당신은 끈질긴 놈이라 사사건건 시비를 걸어 이별하지 못하게 하는 거머리 같은 존재입니다.

 니코틴은 담배에 들어있는 성분으로 강한 중독성을 유발하는 직접적인 물질입니다. 흡연자가 금연을 하려고 할 때 금단증상으로 고통스러워하는 것은 니코틴에 중독되었기 때문입니다. 니코틴에 의한 중독성 유발은 흡연자의 80% 이상에서 나타나는 현상인데 니코틴에 의한 중독성은 마리화나보다 강하며, 헤로인이나 코카인과 같은 수준입니다.

 마약을 사용하는 것은 소지하는 것 자체가 불법이기 때문에 법률에 의하여 처벌을 받고 손에 넣기까지 어려움이 따르지만, 담배는 구매하기도 쉬울뿐더러 가격도 저렴하기 때문에 스트레스 해소를 핑계로 흡연을 합니다. 세계에서 가장 많이 사용하는 약물은 담배 속에 있는 당신! 바로 니코틴입니다.

<니코틴의 상대적 의존성>

상대적 의존성	중독물질
100	니코틴
99	히로뽕(Methamphetamine)
81	알코올
80	헤로인
72	코카인
68	카페인
21	마리화나

2. 니코틴의 약리작용 파헤치기

　니코틴은 분자식이 $C_{10}H_{14}N_2$인 알칼로이드(alkaloid)로 환상구조입니다. 이런 니코틴이 포함된 담배 한 개비를 피우면 흡연자의 몸속에 얼마나 흡입될까요? 담배 한 개비에 포함되어 있는 전체 니코틴 중에서 약 35%는 연소되며 10% 정도는 몸속으로 흡입되는 것으로 추정되고 있습니다. 나머지는 기도로 흡입되지 않고 연기 속에 포함된 채로 주변 환경으로 분산됩니다. 체내로 흡입되는 니코틴 10%는 대략 1㎎ 정도입니다. 즉 담배 한 개비를 피우면 체내에 1㎎의 니코틴이 흡수되는 것입니다.

<니코틴의 분자 구조>

　니코틴은 기도를 통하여 뇌에 전달하는데 걸리는 시간은 7초 이내로 매우 짧으며, 폐 속의 혈류를 통하여 몸속 전체에 퍼지는데 10~20초 정도면 충분합니다.

폐포를 통해 혈류로 들어온 니코틴은 친화성이 강한 조직인 간, 신장, 비장 그리고 폐 등에 분포하며, 뇌는 수용체가 존재하여 높은 니코틴 친화성이 있습니다. 따라서 대사도 친화성이 있는 조직에서 이루어지게 마련이지만, 체내에 들어온 니코틴의 약 70~80% 정도가 간내 효소인 CYP2A6에 의해 대사되며, 약 20시간까지 혈액 내에 대사산물인 코티닌으로 존재하고 침이나 소변으로 빠져나갑니다.

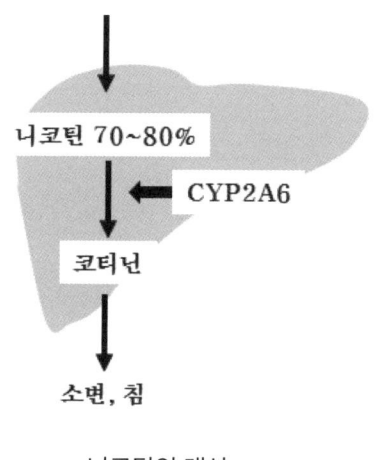

<니코틴의 대사>

니코틴의 체내 반감기는 2시간 정도로 혈중 니코틴 농도가 급격히 감소함에 따라 금단증상을 느끼게 됩니다. 카페인의 반감기가 5시간 정도인 것에 비하면 매우 짧은 것이지요. 흡연하면 혈장 내 니코틴 농도는 25ng/㎖ 정도가 되며 3시간이 지나면 10ng/㎖ 전후로 유지됩니다. 그런데 흡연 기간이 길어질수록 대사 속도가 빨라져 반감기가 30분 이내로 짧아지기도 하고 식이, 연령, 성별 등에 의해 차이가 있습니다. 특히 여성이 남성에 비하여 니코틴 대사율이 높은 이유는 에스트로겐(estrogen)에 의해 CYP2A6의 활성이 증가하기 때문입니다. 이러한 이유로 흡연자

들의 하루 흡연량이 다양합니다.

  니코틴 반감기는 신체 부위에 따라서 차이가 있습니다. 뇌에서 분포적 반감기는 약 10분 정도입니다. 분포적 반감기란 폐, 간, 췌장 그리고 신장 등 니코틴에 대한 높은 친화성을 가진 조직이나 기관에 니코틴이 분포하는 동안에 뇌에 니코틴이 가장 높은 농도에서 50% 농도 감소에 걸리는 시간을 의미합니다. 전술한 바와 같이 혈액에서 니코틴 반감기는 2시간 정도이나 소변을 통한 체외배출을 기준으로 한 니코틴의 반감기는 약 11시간입니다. 이는 조직에서의 니코틴 방출이 지연된다는 것을 의미합니다.

3. 니코틴에 대한 뇌의 반응은 어떻게 이루어지나요?

니코틴은 두뇌의 복측피개영역의 니코틴 수용체(α4β2)를 자극하여 측중격핵에서 도파민(dopamine)의 분비를 촉진합니다. 니코틴의 보상회로를 통한 도파민의 분비는 정신적인 기쁨이라는 경험을 갖게 하는 보상기능을 증가시키게 되면서 니코틴을 계속 찾게 되는 것입니다.

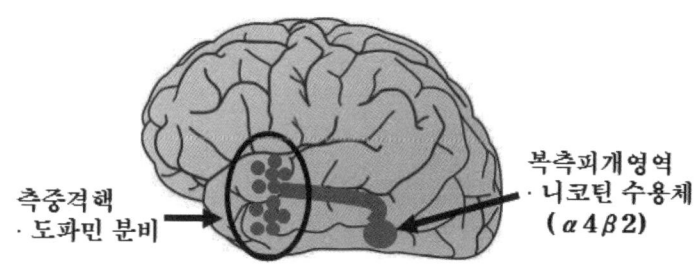

<니코틴 중독 뇌 모식도>

즉 뇌에서 보상회로는 개체의 특정행동이 반복되도록 프로그래밍하는 구조입니다. 그런데 이 자연적인 보상회로를 니코틴이 자극하면 그

회로에 이상이 발생하여 자연적인 보상회로의 활성과정 보다 더 많거나 자주 도파민이 분비됩니다. 이러한 자극은 해당 행동이 과도하게 반복되는 결과를 가져옵니다.

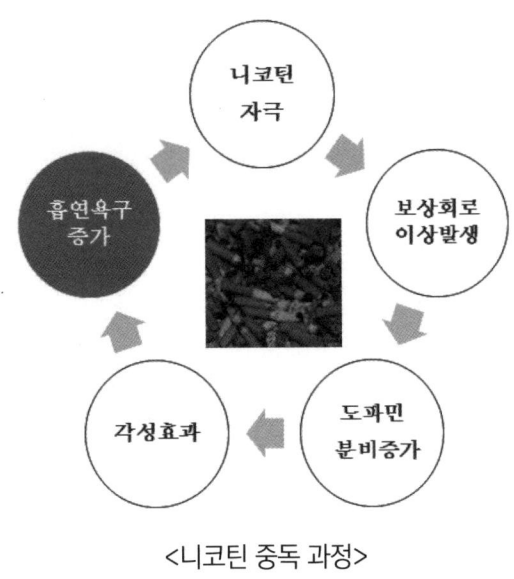

<니코틴 중독 과정>

1) 니코틴과 연관된 신경전달물질

니코틴에 의한 신경전달물질은 도파민을 비롯하여 노에피네프린(norepinephrine)계 신호전달을 통하여 각성 및 식욕감소를 매개하고, 아세틸콜린(acetylcholine)계 신호전달을 통하여 인지기능 향상 등을 매개합니다. 글루타메이트(glutamate)계 신호전달을 통하여 학습 및 기억력에 영향을 주고, 세로토닌(serotonin)계 신호전달을 통하여 기분의 변화 및 식욕에 영향을 줍니다. 또한 GABA(γ-aminobutyric acid)나 엔드로핀(β-endorphin)을 통하여 긴장 및 불안감 감소 과정에 영향을 줍니다.

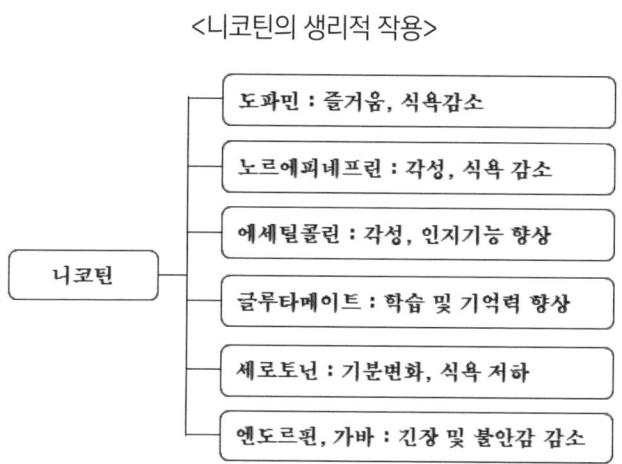

<니코틴의 생리적 작용>

2) 니코틴 수용체의 변화

흡연자들이 흡연한 후 느끼는 감정 중의 하나가 각성효과를 들고 있습니다. 이런 각성효과는 피로회복제, 커피, 이온 음료, 녹차 등 우리가 자주 접하는 다양한 상품에 여러 가지 형태로 포함되어 있습니다. 흡연을 하면 중추신경계를 자극하여 도파민 수치를 증가시키게 됩니다. 따라서 도파민으로 인해 스트레스가 일시적으로 해소되고 만족감이 증가하게 됩니다. 그러나 도파민에 의한 만족감은 계속되는 것이 아니라 흡연 기간이 길어질수록 효과가 감소하게 되고, 그 만족감을 얻기 위해 니코틴의 양은 점점 늘어나는 것입니다. 즉 흡연을 지속할수록 니코틴 수용체는 3배 정도까지 증가하는 반면에 니코틴의 민감도는 감소하여 니코틴에 대한 갈망으로 흡연에 매달리게 되는 내성이 생기는 것입니다.

3) 흡연과 학습

흡연은 내성이나 금단증상으로 인한 반복적인 흡연 행동 유발 이외에 학습된 행동으로 인해 흡연 행동이 반복되는 특성도 있습니다. 마치 파블로프의 고전적 조건화와 유사하게 특정 상황과 흡연이 연관되면, 유사한 상황에서 흡연 욕구가 일어나는 것입니다. 물론 이처럼 학습이 강하게 일어나게 하는 것 또한 담배회사의 철저한 전략이 숨어 있기 때문이기도 합니다.

'식후 땡'의 비밀 알고 있습니까? 담배에는 단맛을 내는 페릴라르틴(perillartin)이라는 성분이 있습니다. 밥을 먹으면 입안에 침이 다량 분비됩니다. 이때 페릴라르틴 성분이 침에 녹아 단맛이 느껴짐과 동시에 기름기를 녹여 입안이 개운하고 평소보다 담배 맛을 더 느끼게 됩니다. 식사 후에는 우리 몸이 평소 흡연할 때보다 담배의 다른 유독물질과 발암물질도 많이 흡수하기 때문에 몸에 더 위해 할 뿐만 아니라, 식후 담배는 소화 능력에도 악영향을 주기 때문에 식사 후 흡연습관은 더더욱 좋지 않습니다. 식후 습관 역시 일종의 조건반사와 같은 것입니다. 이외에도 흡연이 금지된 화장실에 굳이 담배를 피우는 습관, 커피 자판기 앞에 다가서면 자연적으로 담배에 손이 가는 행위, 버스를 기다리거나 약간의 여유 시간만 있으면 담배를 꺼내 드는 행위들이 학습된 습관입니다. 평소 흡연을 하던 승용차 안이나 아파트 베란다에 있으면 자동으로 담배 생각이 나는 것, 자신만의 담배 브랜드를 고집하는 것도 역시 같은 것입니다.

이러한 학습된 행동으로써의 흡연 행동을 파악하는 것은 인지행동 치료에서 중요한 치료 도구가 됩니다. 즉, 학습된 행동을 바꿀 수 있는 가장 좋은 방법은 새로운 행동을 학습시키는 것이며, 기존의 행동을 거슬러 행동하도록 새롭게 학습시키는 것이 금연 방법 중 하나입니다.

4) 담배사용 장애 및 담배 금단의 진단 기준(DSM-5)

정신장애 진단 및 통계편람(DSM : Diagnostic and Statistical Manual of Mental Disorders) 이란 미국 정신의학협회가 주관하여 출판하는 의료편람으로 정신질환에 대해 가능한 모든 사례를 수록하고, 객관화한 데이터를 바탕으로 진단 기준을 제시하고 있어 정신질환의 진단과 처방 및 관련 산업과 행정 분야에서 절대적인 기준으로 활용되고 있습니다. 이 기준에 의한 담배 금단의 진단기준은 다음과 같습니다.

<담배사용 장애 및 담배 금단의 진단 기준(DSM-5)>

1. 적어도 수 주간 매일 담배를 사용한다.
2. 담배 사용의 갑작스러운 중단이나 양을 줄였을 때 아래의 증상 중 4개 이상이 24시간 이내에 나타난다.
   ① 짜증, 욕구불만, 분노
   ② 불안
   ③ 집중하기 어려움
   ④ 식욕증가
   ⑤ 안절부절 못함
   ⑥ 우울함
   ⑦ 불면
3. 위의 증상들이 사회적·직업적 혹은 중요한 기능상에 지장을 가져온다.
4. 위의 증상들이 다른 내과적인 상태에 기인하거나 다른 질환으로 더 잘 설명되지 않는다.(예 : 다른 물질의 중독이나 금단)

5) 니코틴 의존도 평가

① 퍼거스트롬(Fagerstrom)

1. 아침에 일어나서 얼마 만에 첫 담배를 피우십니까?
   (3점) 5분 이내 (2점) 6분~30분 사이
   (1점) 31분~1시간 사이 (0점) 1시간 이후
2. 금연구역(도서관, 병원, 극장 등)에서 담배를 참기가
   어렵습니까?
   (1점) 예 (0점) 아니요
3. 하루 중 담배 맛이 가장 좋을 때는 언제입니까?
   (1점) 아침 첫 담배 (0점) 그 외의 담배
4. 하루에 담배를 보통 몇 개비나 피우십니까?
   (3점) 31개비 이상 (2점) 21~30개비
   (1점) 11~20개비 (0점) 10개비 이하
5. 오후와 저녁시간보다 오전 중에 담배를 더 피우십니까?
   (1점) 예 (0점) 아니요
6. 몸이 아파 하루 종일 누워있을 때에도 담배를 피우나요?
   (1점) 예 (0점) 아니요
   점수 합계 (   )점

니코틴 의존도 판정
0~3점 : 낮은 의존도
4~6점 : 중간 정도의 의존도
7점 이상 : 높은 의존도

판정결과 니코틴 의존도가 0~3점 수준의 낮은 의존도라면 금연 동기 강화를 통한 행동요법으로도 금연이 가능한 수준입니다. 그러나 4~6점 수준의 중간 정도 의존도라면 상담과 니코틴 대체재를 사용하는 것이 바람직하고, 7점 이상의 의존도가 높은 수준이라면 약물요법을 병행하여 금단증상을 줄여주는 것이 금연에 효과적입니다.

② HSI(Heaviness of Smoking Index)

HSI 방법은 니코틴 의존도의 심각한 정도를 더 간편하게 평가하는 방법입니다. 파거스트롬 평가에서 1번(아침 첫 담배)과 4번(하루 흡연량) 문항으로만 평가하는 방법입니다.

---

1. 아침에 일어나서 얼마 만에 첫 담배를 피우십니까?
   (3점) 5분이내 (2점) 6분~30분 사이 (1점) 31~1시간 사이 (0점) 1시간 이후
2. 하루에 담배를 보통 몇 개비나 피우십니까?
   (3점) 31개비 이상 (2점) 21~30개비 (1점) 11~20개비 (0점) 10개비 이하

<u>니코틴 의존도 판정</u>
0~2점 : 낮은 의존도
3~4점 : 중간 정도의 의존도
5점 이상 : 높은 의존도

평가 점수의 합계가 5점 이상이면 니코틴 의존도가 높다고 판단할 수 있으며, 이 점수로 금연 치료의 성공을 예측할 수 있습니다.

③ 청소년 니코틴 의존도

위에서 설명한 파거스트롬 방법이나 HIS 방법은 성인에게 적용하는 방법입니다. 따라서 청소년에게 적용하기에는 적합하지 못합니다. 청소년의 니코틴 의존도 측정은 '매일 담배를 피우는지 여부'를 가지고 판단하는 것이 오히려 합리적인 방법입니다.

④ 누적 흡연량 평가방법

누적 흡연량 평가방법은 '갑년'으로 표현하는 방법입니다. 니코틴 의존도 판정 보조 자료나, 금연 대면상담, 흡연과 밀접한 관련이 있는 만성 폐쇄성 폐 질환 등 금연 동기부여에 적절히 활용하면 좋습니다.

$$갑년 = \frac{하루\ 흡연\ 개비수 \times 흡연기간(년)}{20}$$

4. 금단증상, '작심삼일'도 밑천이다.

　직장인 1134명을 대상으로 실시한 '새해 작심삼일로 끝나는 결심'에 대한 설문 결과, 응답자의 41.3%가 1위로 '금연'이라고 답했습니다.
　연말이 되면 흡연자들은 내년부터는 금연하기로 마음을 굳게 다지면서 '새해부터 끊어야지.'라고 금연 결심을 밝힙니다. 그래서 늘 새해가 되면 금연이 뉴스의 한 꼭지를 차지합니다. 그리고 3일을 버티지 못하고 '살면 얼마나 산다고 이 고생을 해.'하면서 다시 흡연을 합니다. 주변에서 작심삼일이라고 비아냥거리는 소리를 듣는지 마는지 흡연자로 되돌아갑니다.
　'지난 1년간 본인(가족)의 금연 시도 경험에 대해 직장인 58.7%가 경험이 있다.'고 답했습니다. 금연 실천 기간에서는 1년 이내가 59.5%로 가장 많았으며 5년 이상 금연에 성공한 비율도 18.3%로 높게 나타났습니다. 다시 흡연하는 시기에 대해 직장인 10명 중 7명은 1년 미만이 69.8%로 압도적으로 많았고, 5년 이상도 13.5%로 조사돼 장기간 금연했더라도 다양한 주변의 유혹과 흡연 욕구에 따라 담배를 다시 찾게 되는 것으로 확인됐습니다.

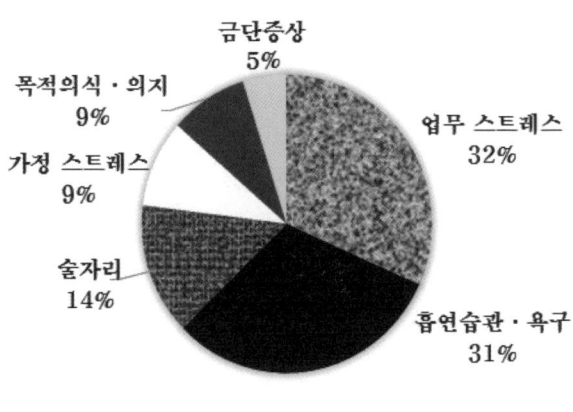

<재흡연 이유>

이처럼 금연에 성공하지 못하고 다시 흡연하는 것을 재흡연이라고 하며, 금연과정에서 나타나는 부작용을 금단증상이라고 합니다.

금단증상이란 장기간 흡연 후 금연하였을 경우 신체가 적응하는 과정에서 나타나는 신체적, 정신적 산물들이며 일시적으로 나타나는 증상입니다. 이러한 증상은 금연을 시도하는 사람에 따라서 다양하나 일반적으로 신경계에 미치는 영향으로 우울, 불면, 좌절, 분노, 짜증, 초조, 불안, 주의 집중 곤란, 식욕 증가 또는 체중 증가 등이 있으며, 심혈관계에 대한 영향으로 심박수 감소 또한 금단의 주요 증상입니다. 그렇다면 위 그래프에서 금단증상 5%와 업무 스트레스 32%, 가정 스트레스 9%를 포함하여 46%가 금단증상이 됩니다.

보건복지부와 한국보건사회연구원의 니코틴 금단증상별 기간 및 겪는 사람의 조사결과에서도 스트레스 비율은 높은 것으로 나타나 스트레스 관리가 금연 성공의 열쇠임을 알 수 있습니다.

<니코틴 금단증상별 기간 및 겪는 사람>

금단증상	기간	겪는 사람(%)
자극 민감/공격성	4주 이내	50
우울증	4주 이내	60
안절부절 못함	4주 이내	60
집중력 저하	2주 이내	60
식욕증가	10주 이내	70
가벼운 두통	48시간 이내	10
불면증	1주 이내	25
흡연 욕구	2주 이내	70

1) 일단 하루라도 금연해보자

　금단증상 진단은 24시간 이내에 4개 이상의 증상이 나타나는 경우를 말합니다. 흡연자의 50% 정도가 이런 기준에 부합하며 가장 많은 증상이 불안, 짜증, 집중력 부족 현상입니다.

　금난증상은 24시산 이내에서 발생하기 시삭하며, 니코틴이 체내에서 대사되어 거의 없어지는 2~3일 후에 절정에 이르며 2~3주간 지속됩니다. 한 달 이상 금단증상이 계속되는 경우는 흔하지 않습니다.

　실제 금연에 성공한 사람들은 흡연욕구가 가장 절실하게 느낄 때는 금연 24시간이 경과 할 때가 가장 힘들고, 스트레스는 2일 경과 후부터는 강도가 크게 낮아진다고 합니다.

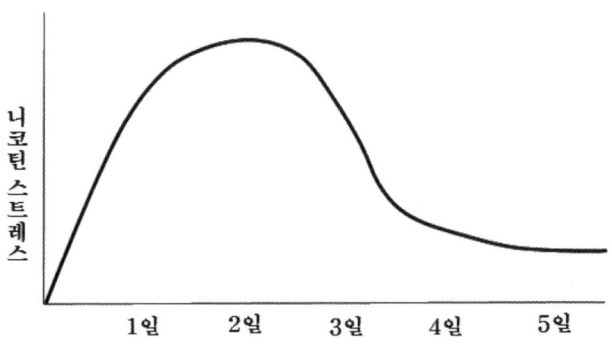

<금연할 때 느끼는 니코틴 스트레스>

금단증상은 흡연자의 정신력에 크게 좌우합니다. 금연에 대한 동기부여가 강할 경우 금단증상은 크게 완화됩니다. 따라서 의지력이 나약하여 니코틴 금단증상을 극복하지 못한다면, 더 강력한 니코틴 의존증이 생기게 마련이므로 금연 동기 강화를 바탕으로 니코틴 대체재 처방이 필요한 것입니다.

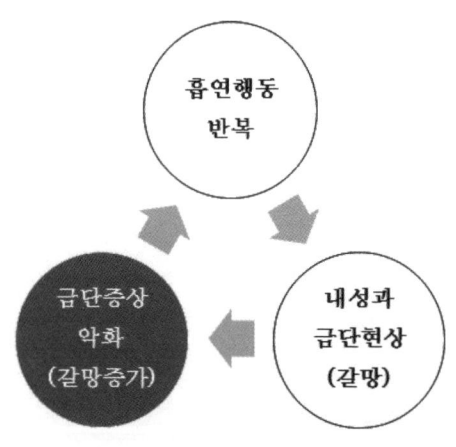

<니코틴 의존과 흡연 행동의 반복>

금연 의지를 불태웠는데 작심삼일로 끝나면 얼마나 허망할까요? 가정에서 가장의 체면도 말이 아닐 것이고, 직장에서 동료들에게도 '그러면 그렇지.'하는 비웃음이 뒤통수를 때릴 것입니다. 그럴 때마다 하는 말이 있지요. '요새 스트레스 받는 일이 많아서.....' 그러나 실망할 것 없습니다. 삼일 동안의 금연 경험이 흡연자를 비흡연자로 인도하는 소중한 재산입니다. 금단증상의 강도는 니코틴이 우리 몸에서 빠져나가는 2~3일 사이가 가장 강합니다. 그래서 삼일을 참았다면 인생에서 거사를 한번 경험한 것입니다. 다시 금연을 도전할 때 삼일 정도는 쉽게 갈 수 있는 터전을 마련한 것입니다. 일단 하루만 금연해 보면 어떨까 합니다. 그리고 도전을 반복하다 보면 누구나 금연할 수 있습니다.

2) 니코틴 의존의 악순환, 끝은 질병입니다.

니코틴 의존은 결국 내성과 금단의 결과에 따른 흡연 행동의 반복이라는 악순환의 결과입니다. 만성적인 흡연으로 인해 내성과 금단증상이 발생하고, 그 증상이 니코틴의 짧은 반감기로 인해 금연 이후 수 시간 내에 흡연자를 고통에 빠지게 합니다. 이 상황에서 흡연자는 금단증상을 완화할 목적으로 흡연 행동을 반복하게 됩니다. 흡연을 처음 시작할 때, 혹은 밤새 담배를 피우지 않아 내성이 줄어든 상태인 아침 첫 담배에서는 즐거움이나 업무수행 능력의 향상, 기분 고양 등이 느껴질 수 있습니다. 이 때문에 많은 흡연자가 아침 첫 담배를 가장 좋아하며 끊기 어려워합니다. 그러나 담배를 지속해서 피우면 내성이 바로 일어나고, 수 시간 내에 긍정적 보상을 기대하는 양성 강화보다는 금단을 피하기 위한 음성 강화만 남게 되며, 흡연자는 사실 별다른 감흥 없이 온종일 흡연을 반복하게 됩니다.

  여기서 생각해 볼 점은 스트레스와 흡연습관입니다. 흡연자의 스트레스는 니코틴의 기만에 의해서 니코틴의 양이 점점 증가하는 동시에 각성 효과는 낮아져 흡연량이 증가하는 것입니다. 금연한 이후에도 흡연 욕구를 완전히 잊지 못하고 스트레스를 해소하는 방법으로 흡연을 연상하기 때문입니다. 즉 금연 이후에 스트레스를 해소하는 새로운 방법을 찾아 적응하기보다는 흡연으로 회귀하는 쉬운 방법을 선택하기 때문입니다.

  니코틴 중독은 99%는 정신적 중독이고 1%가 신체적 중독임을 인식한다면 쉽게 해결될 수 있는 문제입니다. 결국 이런 흡연습관이나 스트레스 또한 금단증상의 하나이며 재흡연의 원인입니다.

제4장

신종담배

1. 전자담배

1) 전자담배가 과연 금연보조제일까요?

초·중학교 학생들의 질문 중에서 가장 많은 질문이 전자담배의 위해성입니다. 초등학생의 경우 전자담배를 사용하는 경우도 있겠지만 학교 주변에 전자담배 판매점을 접하면서 전자담배의 의문점을 가지는 경우가 많습니다. 그러나 중학생의 경우는 다릅니다. 요즘은 전자담배의 가격이 다양하고 저가의 전자담배를 쉽게 접할 수 있어서 실제 전자담배를 사용하는 중·고학생들이 꽤 있습니다. 전자담배를 사용하는 청소년은 흡연 청소년의 4%에 불과하지만 10명 중 8명은 일반 담배(궐련)를 동시에 사용하고 있는 것으로 나타났습니다. 청소년이 전자담배를 사용하는 이유로 호기심이 22.9%, 담배보다 덜 해로울 것 같아서가 18.9%, 맛 또는 향이 좋아서가 18.9%로 비슷한 비율로 응답했습니다.

전자담배의 기원은 1963년 Herbert. A. Gilbert가 최초로 개발하여 특허를 출원했지만 상용화하지 못했습니다. 그 후 2000년 중국인 약사 Hon Lik에 의해 개발되어 2003년 중국에서 시판되어 지금에 이르렀습니다.

전자담배는 배터리로부터 전력을 공급받아 기화기가 카트리지 내의 니코틴 용액을 가열하여 니코틴과 수증기 흡입을 통해 담배를 피울 때와 유사한 형태와 기능을 할 수 있도록 고안된 것입니다.

전자담배는 금연을 위해 담배 대신 일시적으로 담배 역할을 하는 금연보조제라는 명분으로 판매되었습니다. 그러나 금연보조제의 역할을 할 수 없으며 전자담배의 유해성과 관련해서 찬반양론의 차이가 매우 큽니다.

2016년 7월 폴란드 수도 바르샤바에서는 '글로벌 니코틴 포럼(GNF)'이 열렸습니다. 전 세계에서 담배를 연구하는 학자, 시민단체 관계자, 담배 제조사 관계자 500여 명이 모인 가운데 진행된 포럼에서 기존 담배의 위해성과 그 대안으로 전자담배의 긍정적 효과를 주장했습니다.

스위스의 모이라 질크라이스트 박사(필립모리스인터내셔널 연구개발실)는 '전자담배는 궐련담배와 비교했을 때 배출되는 유해물질이 5%에 불과하다.'며 '만족도는 궐련담배와 흡사하기 때문에 금연 수단으로 활용될 수 있다.'고 주장했으며, 영국의 닐 매키게이니 박사(영국 물질용도 연구센터·CSUR)는 '전자담배의 위험성을 과대평가해 이를 규제한다면 사용자들은 더 해로운 궐련담배로 돌아갈 것'이라고 주장했습니다. 클라이브 베이츠 박사(영국 카운터팩추얼컨설팅)는 '담배의 가장 해로운 물질은 니코틴이 아니라, 흡연하는 과정에서 나오는 타르 등 연소물'이라며 '태우지 않고 열로 덥히는 방식의 전자담배는 연소과정이 없어 위해성이 낮다.'고 주장했습니다.

또한 일부 학자들은 '전자담배조차 피우지 않는 것이 건강엔 가장 좋지만, 모든 사람이 100% 금연하는 것은 불가능하다.'며 궐련담배 흡연자들을 전자담배로 옮기도록 유도하는 것이 차선책이라며 '유해물질 감소'라는 개념을 내세웠습니다. 전자담배가 기존 담배보다 건강에 덜 해롭기 때문에 이를 장려해야 한다는 뜻입니다.

얼핏 이런 주장들은 전자담배가 위해성이 궐련보다 적으므로 전자담배를 권장하는 편이 좋다는 이야기로 들릴 수 있습니다.

그러나 이런 주장들은 전자담배를 옹호하는 학자들의 의견일 뿐입니다. 물론 최근 들어 과거에 문제가 되었던 전자담배의 폭발사고 위험이나 니코틴 앰플의 안전성 문제가 다소 개선되기는 했지만, 아직도 이런 문제가 완전히 해결되지 않았습니다. 전자담배 이용자의 증가에 따라 제대로 검증이 안 된 전자담배의 난립이나 일부 중소업체에서 마구잡이로 만든 위험한 니코틴 농축액이 유통되는 것이 현실이기 때문에 그 위험성은 상존하고 있습니다. 뿐만 아니라 전자담배가 많은 부작용이 있다는 것을 잘 알고 있는 흡연자는 거의 없습니다.

전자담배가 처음 출시되었을 때는 금연보조제로 광고하며 판매를 시작했습니다. 그러나 이미 알려진 바와 같이 단연법이 아닌 감연법으로는 금연을 할 수 없으며, 오히려 청소년들에게 궐련을 피우게 하는 통로 역할을 하는 것으로 입증되어 더 이상 금연보조제라는 명분은 없습니다.

2) 전자담배의 위험성은 어떤 것이 있을까요?

첫째, 전자담배의 안전성 문제는 완전히 해결된 것이 아니라 상존하고 있는 문제입니다.

둘째, 물론 냄새가 적어 흡연에 대한 거부감이 줄어든 것은 장점일 수 있으나, 니코틴 액상을 임의로 조절할 수 있어 오히려 니코틴 흡수량이 증가할 수 있습니다. 따라서 니코틴 중독이 점점 더 심할 수 있습니다.

셋째, 액상을 증기로 만드는데 필요한 증기 장치의 유해성입니다. 즉 유리섬유를 니켈-크롬 선으로 둘러서 가열하였을 때 증기가 만들어지는 원리인데, 열에 의하여 유리섬유가 쉽게 분해되고 이 미세한 분해물질이 증기를 통해서 호흡기로 들어갑니다. 전자담배를 사용하는 사람들에게서 나타나는 잇몸염증, 비강염, 편도선, 접촉성피부염 같은 질병이 이와 관련이 있습니다.

넷째, 전자담배는 니코틴 이외에 다른 독성물질이 없다고 주장하고 있으나 일부 전자담배에서는 아세트알데히드, 포름알데히드, 아크로라인, 유리(규소), 몰리브덴(Mo), 티탄(Ti), 알루미늄, 아연 등 독성물질이 포함되어 있습니다. 액상을 가열할 때 유리섬유, 니켈, 납, 카드뮴, 비소 등 발암물질이 함께 증발합니다. 특히 미국 노스캐롤라이나대학교 채플 힐의 마호메트 케시머 연구팀은 '전자담배 흡연자의 기도와 침에서 면역세포인 백혈구를 구성하는 단백질이 너무 많이 발견되어 각종 염증성 폐 질환을 일으킬 수 있다.'면서 면역질환까지 유발할 수 있다고 밝혔습니다.

다섯째, 청소년들이 처음 전자담배를 접할 경우 궐련을 흡연하는 게이트웨이로 작용하고 다양한 형태로 청소년 호기심의 대상이 된다는 점입니다. 니코틴이 없는 액상일지라도 입에 물고 증기를 흡입하고 내뿜는 행위 자체가 행위중독이기 때문입니다.

여섯째, 전자담배는 일반 궐련과 달리 흡입하는 횟수에 대한 저항이 낮아서 니코틴 중독이 궐련에 비하여 더 강하게 나타날 수 있으며, 이에 따른 니코틴 스트레스로 부정적 감정이 증가하게 되는 부작용을 막을 수 없습니다.

일곱째, '안전한 담배가 있다.'는 메시지로 금연운동의 일관성을 해칠 수 있으며, 청소년의 금연 기회와 시간을 잃게 할 수 있을 뿐만 아니라, 순한 담배의 전철을 다시 밟을 가능성이 높습니다. 이러한 여러 가지의 문제점 때문에 전자담배도 국민건강증진법상 담배로 규정하고 있습니다.

전자담배에 대한 찬반양론은 전자담배 이용자가 늘어날수록 안전성이나 금연효과에 대한 찬반양론이 충돌할 수밖에 없는 것이 현실입니다. 하지만 우리나라는 아직 관련 연구가 본격적으로 이뤄지지 않고 있으므로 전자담배의 효과나 유해성에 관한 실증적인 연구가 조속히 필요합니다.

2. 가열담배

1) 호들갑 떠는 가열담배! 정말 유해물질이 없을까요?

 한국필립모리스는 가열담배(아이코스)를 소개하면서 일반 담배에 비해서 유해물질이 90% 이상 적다고 발표했습니다. 흡연자들에게는 이보다 더 희소식이 어디 있을까요? 유해물질은 물론 냄새가 나지 않는다고 하니 주변의 비흡연자들로부터 따가운 눈총을 받지 않아도 되고, 이보다 더 은혜로운 일이 어디 있을까요.
 가열담배는 열을 내는 기구에 전용 연초를 끼운 후 버튼을 눌러 니코틴이 함유된 수증기를 마시는 담배입니다. 글로벌 담배 회사인 필립모리스에서 생산한 아이코스를 비롯하여 BAT코리아, KT&G도 본격 판매를 시작해서 앞으로 담배 시장의 큰 변화가 예상됩니다.
 어떤 분야이건 신제품이 출시되면 관심이 집중되고 이에 대한 장단점을 검증받게 마련이지만 담배의 경우에는 유해물질을 분석하는데 상당한 시간이 소요되기 때문에 유해물질에 대한 진실공방은 계속될 것으로 보입니다.
 일반 담배는 불을 붙여서 연소부위가 900℃ 이상 올라가는데 비해 가열식 담배인 아이코스는 담뱃잎을 300℃ 정도로 가열해 증기를 만드는 방식이라 '가열담배'라고 부릅니다. 가열담배와 관련된 기사내용을 보면 다음과 같습니다.

가열하여 나오는 아이코스의 증기는 일반적인 담배 연기와 다르므로 '유해물질이 90%가 줄어 덜 해롭고 냄새도 없다.'는 광고에 폭발적인 판매를 기록했다. 그러나 세계보건기구는 아이코스와 같은 가열식 담배가 일반 담배 보다 덜 해롭다거나 유해성분이 덜 배출된다는 어떠한 근거가 없다고 밝혔다. 지난 5월 미국 의학협회지 '내과학'에 '휘발성 유기화합물(VOCs)이자 발암물질인 포름알데히드의 경우 아이코스에서 일반 담배의 74%, 아크롤레인은 82%까지 뿜어져 나왔다. 니코틴도 일반 담배의 84% 수준으로 검출됐다. 살충제 원료로 쓰이는 아세나프텐은 아이코스 연기에서 일반 담배의 3배(295%) 수준이 검출되기도 했다. 하지만 태울 때 나오는 유해물질인 벤조피렌은 아이코스가 일반 담배보다 훨씬 적은 수준(4%)으로 나왔다.'는 스위스 베른대 연구팀의 연구가 나온 데 이어 권위 있는 기관들의 경고도 이어지고 있다. 이에 대해 필립모리스 측은 측정방법이 다르기 때문이라고 반박했다.

이런 논쟁은 담배가 대기업에서 생산되기 시작한 이후 인체의 위해성에 대하여 논쟁을 벌여왔던 것입니다.
그뿐만 아니라 일본금연학회는 '발암물질 등 유해물질을 포함해 사용자와 주위 사람에게 해를 끼치고 있다. 궐련담배와 달리 발생하는 유해물질이 보이지 않아 주위 사람들이 간접흡연을 피하지 못해 오히려 더 위험하다.' 는 견해를 냈습니다.
이러한 논쟁이 진행되는 동안 우리나라에서는 '청소년들이 가열담배 구매를 막을 방법이 없어 조속한 대책을 마련해야 한다.'는 지적에 따라

2017년 10월 30일부터 판매를 금지하는 법안을 마련했습니다. 기존 청소년 유해물건 고시에는 '전자담배 기기 장치류'를 '니코틴 용액을 흡입할 수 있는 전자장치 및 그 부속품'으로 규정하였으나, 이를 '니코틴 용액 등 담배 성분을 흡입할 수 있는 전자장치 및 그 부속품'으로 변경해서 지금은 청소년들이 가열담배를 구매할 수 없게 되었습니다.

중요한 것은 중독물질인 니코틴과 유해물질이 여전히 존재하고 그 유해물질로 인하여 흡연자와 흡연자 가족 및 주변 사람들이 피해를 본다는 것입니다. 또한, 전자담배처럼 금연보조제라고 할 수 있는 새로운 논거도 없습니다.

냄새를 조금 없애고 유해물질이 조금 덜 나온다고 해서 담배가 건강식품이나 기호품이 될 수는 없는 것입니다. 가열담배도 궐련을 전자장치에 의해 연기를 만드는 방법을 달리한 담배일 뿐입니다.

3. 가향담배

1) 심폐흡연의 주범! 가향담배

 가향담배는 담배 특유의 독하고 매캐한 냄새 대신 특정한 맛과 향이 나도록 설탕 및 감미료(포도당, 당밀, 벌꿀 등), 멘톨, 바닐린, 계피, 생강 등을 첨가하여 만든 담배를 뜻합니다. 담뱃잎은 건조하는 과정에서 알칼리성을 띠게 되어 맛이 더욱 아리고 매캐하게 됩니다. 따라서 담배회사들은 산도를 조절함으로써 부드럽게 하는 방법을 저마다 개발하여 사용해 왔는데, 이것이 바로 설탕, 감초, 코코아 등을 사용하는 1차 가향입니다. 마지막 공정에서 한 번 더 가향을 하게 되는데, 담배에 오렌지, 포도 등 각종 과일, 커피, 멘톨 등 다양한 향을 덧입히는 것이 2차 가향입니다. 이처럼 향을 첨가하였기 때문에 지독한 담배냄새를 억제하는 효과는 물론이고, 진통 효과가 있어 담배 연기의 목 넘김이 쉽기 때문에 폐 깊숙한 곳까지 연기를 흡입하는 일명 심폐흡연이 이루어집니다.
 가향담배의 한 종류인 캡슐 담배는 3㎜ 정도의 캡슐을 필터 부분에 넣어서 지그시 깨물 경우 캡슐이 터져서 박하 향, 커피 향, 오렌지 향, 민트 향 등 다양한 향이 나오게 만들었습니다. 캡슐을 터지면서 필터의 기능이 제대로 작동하지 못하게 되어 건강 위해성이 더 높을 가능성도 있습니다.

2) 여성과 청소년이 선호하는 가향담배!

멘톨은 사이다와 같이 청량감이 있고 흡연 이후 냄새가 심하지 않아 청소년과 젊은 사람들이 애용하고 있습니다. 현재 KT&G에서 생산하는 담배 71종 가운데 가향담배는 27종으로 38%에 해당합니다. 닐슨 보고서에 따르면 2012년 7%이던 가향담배 시장 점유율이 2016년 19.4%까지 껑충 뛰었습니다.

이용자 분석결과를 보면 13~39세의 젊은 흡연자 중 65%가 가향담배를 사용하고, 특히 흡연 시작 연령에 해당하는 젊은 층과 여성의 사용률이 매우 높습니다. 현재 흡연자 중 여성(73.1%)이 남성(58.3%)보다 높았으며, 연령별로는 남성은 13~18세(68.3%), 여성은 19~24세(82.7%)에서 가장 높았습니다.

가향담배로 흡연을 시도한 경우 일반 담배에 비해 현재 흡연자일 확률은 1.4배 높았습니다. 흡연 경험자 중 가향담배로 흡연을 시도한 후 가향담배를 계속 사용한 확률은 일반 담배로 시작하여 가향담배를 사용한 확률에 비해 10.4배 높았습니다.

가향담배로 흡연을 시도하여 현재에도 가향담배를 흡연하는 경우는 70%에 달하는 반면, 일반 담배로 시작하여 현재 일반 담배를 흡연하는 경우는 40% 수준에 불과했습니다. 일반 담배로 흡연을 시도한 후 현재 가향담배로 전환한 비율도 32.8%로 가향담배로 시도하여 일반 담배로 전환한 비율 9.9%에 비해 월등히 높았습니다. 이것은 가향담배의 중독성이 일반 담배에 비하여 높다는 것을 증명하는 것입니다. 특히 남성보다 금연이 어려운 여성들이 가향담배를 더 사용하므로 여성 금연을 더 어렵게 하고 있습니다.

3) 대한민국은 가향담배 천국!

담배 연기의 거칠고 불편한 자극적인 특성은 초기 흡연 시도 단계에서 장벽으로 작용하는데, 가향담배는 이러한 자극적 특성을 숨김으로써 일반 담배보다 흡연 시도를 쉽게 하고, 추가적인 흡연을 함으로써 지속적인 흡연을 유인하는 견인차 구실을 합니다. 그뿐만 아니라 청소년들에게는 가향물질이 담배에 대한 호기심을 유발하고, 건강 폐해에 대한 잘못된 정보를 전달하여 흡연 예방 교육 효과를 반감시키고 있습니다.

가향담배에 든 첨가제가 담배의 자극은 낮추고 중독성을 강화함으로써 담배의 인체 유해성을 증가시킬 수 있습니다. 특히 청소년들의 경우 가향 종류에 따라 다양한 맛을 체험할 수 있고, 순하게 느낄 수가 있기에 한번 잘못 손을 댔다가 니코틴 중독에 빠져 흡연의 나락으로 떨어집니다. 상황이 이런데도 아직 우리나라에서는 담배에 가향물질 첨가 규제가 전혀 이뤄지지 않고 있습니다. 다만 국민건강증진법에 어떤 향기를 첨가했는지 표시하지 못하게 할 뿐, 첨가물 자체에 대해서는 규제가 이뤄지지 않고 있습니다. 우리나라가 2005년에 비준한 세계보건기구 담배규제기본협약 9조와 10조의 담배 가향물질 규제에 근거하여 조속히 규제가 되었으면 좋겠습니다.

미국에서는 2009년 박하 향만을 허용하고 있고, 브라질은 2012년 세계 최초로 모든 가향물질을 금지했습니다. 유럽연합도 현재 박하 향만을 허용하고 있고 2020년까지 모든 가향물질을 금지하기로 했습니다.

독성 측면에 있어서 일반 담배에 비하여 더 심각합니다. 캡슐에 첨가하는 설탕은 고온에 가열되면서 아세트알데히드를 발생시키고, 커피 성분은 기관지를 확장시켜서 니코틴 흡수율을 증가하는 등 문제가 더 발생합니다. 실제 캡슐 담배 연기를 분석한 결과 벤즈알데히드, 벤즈알코올과 같은 독성물질이 포함되어 있는 것이 확인되었습니다.

<가향물질의 문제점>

첨가물	문제점
암모니아 화합물	고농도의 니코틴을 받아들이도록 유도하여 중독성을 강화
초콜릿	새로운 흡연층 유인
오이제놀	담배 연기가 목에 주는 자극을 못 느끼게 유도
코코아	기도를 확장해 더 깊이 빨아들이도록 유도
멘톨	말단 신경을 마비시켜 담배 연기를 흡입할 때 느껴지는 자극을 감소시키며, 흡연자가 담배에 포함된 유해물질을 더 많이 흡수하도록 해 중독 가능성과 암 발병 위험률을 높임

제5장

흡연의 위해성

1. 만성질환의 늪에서 벗어 나오시길.....!

2015년 5월 중동을 다녀온 사람이 귀국 일주일 만에 고열·기침 증상을 느꼈습니다. 진단결과 중동호흡기증후군(Middle East Respiratory Syndrome, 메르스)으로 밝혀지면서 메르스와의 전쟁이 시작되었습니다. 감염환자 수는 빠르게 증가해서 186명에 이르렀습니다. 자가 격리자 수는 6729명까지 증가했고, 의료진이 사투를 벌였지만, 36명이 사망하고 약 3개월 만에 메르스와의 전쟁은 끝이 났습니다.

국내 최고 병원 중 하나로 꼽히던 S 병원은 메르스 환자 90명이 감염되어 최고 경영진이 대국민 사과를 하였고, 37일 동안 부분폐쇄 조치를 당하는 수모를 겪어야만 했습니다. 해당 기간 이 병원의 환자 수는 평소 8000여 명의 10분의 1 수준인 800명으로 줄었을 정도였습니다.

그렇다면 담배 연기는 어떨까요? 담배 연기는 6000종류 이상의 유해물질과 69가지의 발암물질이 혼합되어 있습니다. 이로 인하여 흡연자의 절반은 담배로 인한 질병으로 사망합니다. 대표적인 질병은 악성 종양(암), 뇌 심혈관계 질환, 폐 질환입니다. 이러한 질병 때문에 흡연자는 비흡연자에 비하여 10년 정도 조기 사망합니다. 전 세계적으로 600만 명이 흡연으로 인하여 사망하고, 이 중에서 60만 명은 간접흡연에 의한 사망입니다. 우리나라에서는 매년 6만 명 정도가 사망하는 것으로 알려져 있습니다.

메르스 환자 사망자 36명에 나라 전체가 난리가 난 것처럼 공포 분위기였는데, 6만 명이나 사망하는 흡연은 왜 그리 평온하며 흡연에 대한 경각심조차도 찾아볼 수 없는 것일까요? 이유는 간단합니다. 메르스는 급성이지만 흡연은 만성질환이기 때문입니다. 찬물 속에서 놀던 개구리를 뜨거운 물 속에 집어넣으면 깜짝 놀라서 뛰어나오지만, 물그릇 속에 개구리를 넣고 서서히 가열하면 온도에 적응되어 익어 죽는 것과 같습니다.

흡연으로 인한 피해는 약 25~30년 후에 나타납니다. 우리 몸은 자연치유 능력이 있어서 DNA의 손상을 보수 또는 수선하는 능력 있기 때문입니다. 그러나 지속적인 흡연은 결국 우리 몸에 독성물질의 축적작용으로 DNA가 60% 이상 손상을 입게 되면 암이 발생합니다.

지선하 등의 연구에 의하면(2013) 흡연으로 인한 직접 의료비에 대해 국민건강보험공단이 지급한 액수만 매년 1조7천억 원에 이르고, 사망과 질병 등을 의료비용으로 계산하고 간접의료비까지 포함하면 매년 7~10조 원 정도가 소요되는 것으로 추산했습니다. 이처럼 사회적 비용 손실을 가져오는 행위가 흡연 이외에 어떤 것이 있을까요? 그 어떤 소득도 없이 '담배를 태워 버리듯' 없어지는 것은 없습니다.

국민건강보험공단과 건강보험심사평가원에서는 건강보험과 관련한 주요통계를 수록한 '2016 건강보험통계연보'에 따르면 2016년 1년 동안 진료비가 가장 많이 들어가는 질병 10위권에 본태성 고혈압을 비롯하여 흡연과 관련이 있는 질병을 쉽게 볼 수 있습니다.

<2016년 1년 동안 진료비가 큰 질병 순위>

진료비가 가장 큰 질병	진료비 (억 원)	진료 인원 (만 명)
본태성고혈압	28,253	565
만성신장병	16,914	19
2형당뇨병	16,732	237
급성기관지염	15,563	1,643
알츠하이머병에서의 치매	14,114	36
무릎관절증	12,852	271
뇌경색증	12,677	47
치은염 및 치주염	11,823	1,149
치아 및 지지 구조의 기타 장애	11,138	131
등 통증	7,845	498

흡연은 만병의 근원입니다. 흡연과 관련 있는 암은 호흡기계 암과 자궁경부암, 췌장암, 방광암, 신장암, 위암, 혈액암 등이 있으며, 2014년 미국 보건 총감 보고서는 간암과 대장암을 추가했습니다. 또한 뇌졸중, 심근경색, 만성 폐쇄성 폐 질환, 고관절 골절처럼 기존에 알려진 만성 질환 외에, 노인성 황반변성, 당뇨병, 발기부전 등을 직접 흡연으로 인한 실환으로 추가했습니다.

2. 담배 연기 속의 유해 성분

담배 연기의 대표적인 유해물질로는 니코틴, 타르, 일산화탄소가 있습니다. 그 외에도 청산 가스와 같은 독성물질과 69개의 발암물질이 있지만 질병 빈도가 높은 대표적인 독성물질 중심으로 위해성을 정리합니다.

① 나프탈렌
장기간 노출되면 백내장을 일으키기도 하며, 최근에는 발암물질로 판명되었고, 탈취제와 살충제로 사용합니다.

② 페놀
1991년 페놀이 낙동강으로 유입되어 우리나라 최대의 공해사건으로 기록될 정도의 유해성이 강하여 '유해화학물질 관리법'에 의해 지정된 유해물질입니다.

③ 메탄올
자동차 부동액, 로켓 연료, 유기용매로 사용되며, 매우 유독해서 마시면 실명하거나 사망하는 유해물질입니다.

④ 디메칠니트로사민

간이나 신장 등 소화기 종양을 유발시키는 강력한 발암물질입니다.

⑤ 디디티

처음에는 살충제로 널리 사용되었으나, 암탉의 산란율이 떨어지는 등 생태계를 위협했음이 입증되고, 추후 발암물질로 알려지면서 1970년 전후에 대부분의 국가에서 사용금지 약품으로 지정된 유해물질입니다.

⑥ 아세톤

가연성 액체로 주로 유기용매로 사용하는데, 아세톤 자체의 독성이 강해 피부나 호흡기를 통해 인체에 흡수될 경우 신경세포, 호흡기, 소화기 및 각종 장기에 장애를 일으키는 독성물질입니다.

⑦ 폴로늄 210

담배 속의 포함되어있는 Polonium-210의 용량은 1년에 300번 이상의 가슴 X-선 촬영을 할 때 노출되는 방사능과 같은 용량으로 시안화수소(hydrogen cyanide)의 독성보다 25만 배나 더 강한 방사성 물질입니다.

⑧ 우레탄

특정 실험용 동물에게서 암을 유발하는 것으로 알려진 이후 2007년 발암물질로 지정되었습니다.

⑨ 포름알데히드

단백질과의 반응성이 뛰어나 살균제, 시체 방부제 및 토양 살균제로 이용도가 높으며, 순수한 포름알데히드는 무색의 가연성 기체로 자극적인 냄새가 강하며 점막을 심하게 자극하는 독성물질입니다.

⑩ 암모니아

니코틴의 체내 흡수를 촉진하는 역할을 하며 호흡기를 자극합니다. 니코틴은 코카인처럼 산과 염기 두 가지 형태로 존재하는데, 여기에 암모니아를 첨가할 경우 니코틴이 산에서 염기 형태로 빠르게 전환하여 체내 흡수를 촉진시키며 그 속도가 무려 4~100배나 높입니다.

⑪ 부탄

라이터의 원료, 석유화학 연료로 사용합니다.

⑫ 청산 가스

청산 가스는 치사량이 60~100㎎으로 독극물이며, 인체 내에서 호흡 운동을 방해하여 체내에 산소가 있어도 인체 조직이 산소를 이용하지 못하도록 하는 역할을 합니다.

⑬ 벤젠

매우 유독하며 오랫동안 노출되면 백혈병을 일으킬 수도 있습니다.

⑭ 비닐클로라이드

피부나 혈관, 내부 장기의 비후나 경화를 일으키는 물질입니다.

⑮ 니켈

중금속, 배터리, 도료로 사용되는 물질로 흡연 시 발생되는 미세한 먼지를 통해 노출되며 장기간 노출 시 호흡기계 독성 및 암을 일으킬 수 있는 물질로 분류합니다. 미국 정부는 담배 함유 유해물질로 비소와 함께 93종 중 하나로 지정하고 있습니다.

⑯ 비소

비소는 사약의 주성분으로 독성이 매우 강하여 암살용으로 많이 사용되었고 살충제 및 농약 등의 원료로 사용하며, 국제암연구소에서는 비소를 인체 발암물질로 분류합니다.

⑰ 카드뮴

호주에서는 담배로 인한 잠재적 암 유발 및 독성 영향 유발 순위 각각 6위로 평가하고, 세계보건기구에서는 담배 함유 유해물질 18개 목록 중 하나로 지정했습니다. 생식 및 발달 독성 유발 가능성이 있는 물질로 분류합니다.

⑱ 나프틸아민

흡입하거나 섭취, 피부 흡수, 안구 노출로 독성이 나타날 수 있으며, 인간과 동물에서 방광암 발암물질로 알려져 있습니다. 혈뇨, 배뇨 곤란, 방광염이 발생할 수 있습니다.

⑲ 벤조피렌

벤조피렌은 대사되면서 디올 에폭사이드(Diol Epoxide)가 DNA에 결합해서 DNA의 변형을 가져오고, 이로 인해 암이 발생합니다.

3. 니코틴의 위해성

담배는 니코틴이라는 등식이 성립할 정도로 잘 알려진 중독성 물질입니다. 담배 연기의 미립자에 함유되어 있는 니코틴은 폐로부터 혈액 속으로 흡수되어 체내 각 부위로 퍼져 나갑니다. 니코틴은 또 폐에 연기를 흡입시키지 않아도 입의 점막으로도 연기를 흡입시킵니다.

1) 니코틴은 혈관질환의 주범입니다.

니코틴과 관련된 질환 중에 하나가 혈관질환입니다. 우리 몸의 혈관은 12만 킬로미터나 됩니다. 이 그물과 같은 12만 킬로미터의 혈관을 통하여 산소와 영양분을 공급합니다. 심장 혈관이 막히면 협심증이나 심근경색이 발생하고, 뇌혈관이 막히게 되면 뇌경색이 발생합니다. 이처럼 혈관질환은 무섭고 중대한 질환입니다. 중요한 것은 혈관질환은 생활습관병으로 주로 흡연 및 음주가 주된 원인입니다.

담배 연기 흡입 후 1분 이내에 심장박동이 증가하고 10분 이내에 심장박동률을 약 30% 정도 증가합니다. 또한, 일산화탄소 생성은 혈액의 중요한 역할인 산소운반을 감소시키게 되고 심혈관 근육에 산소공급이 감소하여 산소요구량이 증가합니다.

흡연에 의한 급성반응들은 지속적 또는 장기화하여 혈관 문제를 유발합니다. 이처럼 심혈관계 질환은 크게 복부대동맥류, 뇌졸중과 같은 뇌혈관질환, 죽상동맥경화증, 관상동맥성심질환과 심근경색 등 심혈관질환을 유발합니다. 그 외 흡연은 발과 손의 동맥 및 정맥의 급성인 염증과 혈전에 의한 버거병(Buerger's disease)을 유발합니다.

2) 복부대동맥류

복부대동맥류는 남자 노인들에게서 주로 발생합니다. 복부대동맥이 풍선처럼 부풀어서 생기는 것으로 크기가 커지면 터질 수 있으므로 매우 위험한 질환입니다. 대동맥류 중에서 가장 발생 빈도가 높으며, 주로 장년기 이후에 발생하며 대부분 동맥경화증이 원인입니다. 흡연에 의한 복부대동맥류의 상대위험 비는 관상동맥성 심질환보다 2.5배, 혈관질환의 3.5배 정도 높습니다.

3) 동맥경화

흡연자는 비흡연자보다 심장혈관병으로 사망할 확률이 높다는 사실은 이미 잘 알려져 있습니다. 본래 동맥의 세포는 혈관이 살아가기 위한 영양물질을 섭취하고 필요 없는 찌꺼기를 버리는 작용을 합니다. 그러나 담배를 피우면 콜레스테롤과 중성지방 등이 혈관 벽을 통하여 세포 속까지 들어오게 됩니다. 혈관의 세포 속으로 이러한 물질이 들어오면 지질(기름 성분)이 지나치게 많아져 세포 속에 축적됩니다. 동맥경화증은 혈관(동맥) 벽에 죽상(혈관 내벽이 손상되면서 혈액 속 콜레스테롤 등 각종 성분이 침착된 끈적끈적한 형태의 침착물)이 형성되어 혈관이 좁아지거나 막히는 것인데, 혈관이 좁아지거나 막히면 그 혈관으로 혈액을 공급받는 기관들이 손상을 입게 되어 여러 가지 질병이 나타나게 됩니다.

담배 연기에 포함된 니코틴과 일산화탄소 등의 화학 물질들은 혈관 벽의 내피세포에 직접적으로 손상을 주고 좋은 콜레스테롤로 알려져 있는 고밀도지단백(HDL) 콜레스테롤을 감소시킵니다. 또한 만성적인 흡연은 혈압을 상승시키게 되는데, 특히 고혈압 환자의 경우 혈압조절을 어렵게 합니다. 이러한 흡연의 여러 가지 작용들로 인해 죽상의 형성이 촉진되고, 기존의 죽상은 불안정해져서 갑작스럽게 파열될 위험이 커지게 됩니다. 죽상의 파열은 갑작스런 혈관의 폐쇄를 일으켜 해당 장기에 영구적인 손상을 입히는데, 대표적인 것이 심근경색과 뇌졸중입니다.

4) 심장질환

흡연을 하면 니코틴에 의해 지속적인 교감신경 세포를 자극하여 혈관을 흐르는 혈액의 양이 적어지게 되므로 심장은 부족한 혈액을 보충하기 위하여 더 빨리 심장운동을 전개합니다. 따라서 심장박동률이 증가하고 심장박동률 증가는 흡연할수록 강도가 더욱 커집니다. 심장박동률이 증가하게 되면 혈압이 증가되어 심혈관 내의 근육세포에 산소요구량이 증가합니다. 이러한 산소공급의 필요성에도 불구하고 흡연에 의해 체내에 유입되는 일산화탄소는 헤모글로빈과 결합하여 카복시헤모글로빈을 형성합니다. 이 카복시헤모글로빈은 안정적이어서 산소와 결합을 하지 않아 세포저산소증을 유발하게 됩니다. 결국 일산화탄소는 니코틴에 의해 증가된 산소요구량에 더하여 심혈관의 산소공급을 차단하게 됩니다.

5) 뇌졸중

뇌졸중은 뇌 기능의 부분적 또는 전체적으로 급속히 발생한 장애가 상당 기간 지속되는 것입니다. 흡연은 심뇌혈관의 혈전 발생을 높입니다. 혈전이란 피가 응고돼 생긴 피떡을 지칭하는데, 이것이 혈관을 막으면 뇌경색이 발생합니다.

치명적인 뇌출혈 가운데 하나인 '자주 막하 출혈'이 발생할 확률이 흡연자의 경우 비흡연자보다 2.8배 높은 것으로 나타났지만, 금연 후 5년이 지나면 위험도가 비흡연자와 비슷한 수준으로 떨어집니다.

6) 피부질환

흡연과 피부 노화와의 관계에 관하여 연구가 계속되고 있으며, 피부 노화의 원인이 담배 연기 속에 있는 다양한 독성에 의한 것이지만, 혈관질환과의 연관성이 높기 때문에 니코틴 편에서 설명합니다.

흡연자는 비흡연자와 비교했을 때 두드러진 점은 피부 노화입니다. 피부 노화는 주름살 증가와 안면 수척, 색소 변색 등 노화 현상이 특히 햇빛을 많이 받는 부위에서 강하게 나타나게 됩니다. 이런 현상은 나이가 더 들어 보이기도 하고, 왠지 없어 보이기도 하는 등 이미지에 큰 타격을 줍니다. 피부 노화에 대한 원인은 다양합니다. 따라서 몇 가지 측면에서 소개하고자 합니다.

첫째, 흡연과 동시에 담배 연기의 니코틴, 타르와 같은 독성 물질이 혈액 속에 유입되어 혈액순환의 장애를 일으키며, 이로 인해 피부로 영양공급이 잘 이루어지지 않게 됩니다. 즉 영양공급은 이루어지지 않고 노폐물이 배출되지 않으므로 피부의 면역력이 떨어지며 피부질환이 발생하게 됩니다.

둘째, 흡연으로 안면 각질층 수분함량이 감소되고, 에스트라디올(estradiol : 가장 강력한 에스트로겐)의 가수분해가 촉진되므로 피부에서 에스트로겐(estrogen)이 감소되어 피부가 건조되고 위축되어서 주름을 만듭니다.

셋째, 흡연은 섬유아세포에서 콜라겐의 합성을 저해하며 이와 함께 콜라겐의 분해를 촉진하는 효소인 MMP(Matrix Metalloproteinase : 단백질효소라고 불리며, 동식물 조직이나 세포, 미생물에 널리 존재)의 분비를 촉진하는 등의 효과가 나타나는데, 이러한 흡연의 효과는 비흡연자에 비해 흡연자 안면부 주름이 증가되는 것으로 나타나며 최근의 연구 결과 흡연자에서 주름이 약 2.3~4.7 배 정도 증가되는 것으로 보고된 바 있습니다.

7) 발기와 정자에 치명적

발기부전은 성 기능 장애의 일종으로 음경이 발기하지 않거나, 성적 행위 중 발기한 상태를 유지할 수 없는 상태를 의미하는 것으로 동맥과 정맥의 혈류에 의해 결정됩니다. 발기가 되려면 필요한 충분한 혈류가 있어야 하는데, 혈관 문제로 인하여 혈류량이 이에 미치지 못할 경우 발기부전이 됩니다.

발기가 되기 위해서는 음경해면체에 혈액이 잘 들어와야만 합니다. 하지만 담배를 피우게 되는 순간 음경으로 향하는 동맥의 순환에 문제가 생겨서 발기부전 증상이 나타나게 됩니다.

흡연은 그 자체에서 나오는 니코틴, 중금속, 유리 지방산, 카테콜라민, 일산화탄소 등이 신경, 혈관, 음경백막 자체에 영향을 줍니다. 우선 흡연은 신경계에 미치는 영향으로 성적 자극 동안 해면체를 이완시켜 주는 가장 중요한 신경전달물질인 산화질소 활성을 저하시키고, 혈관계 작용으로 해면체 민무늬근을 직접 수축시켜 혈액 응고를 가속화 합니다.

특히 음경의 동맥경화 정도는 담배를 피우는 양에 비례합니다. 하루 피우는 담뱃갑의 수와 담배를 피운 햇수를 곱해 그 수가 20(20갑 년)이 되면 음경동맥의 경화가 72% 정도나 나빠집니다. 즉, 하루에 한 갑씩 20년 동안 흡연하면 72%가 떨어져 사용 불능 상태가 된다는 의미입니다.

일반적으로 남성은 35세가 되면 남성호르몬인 테스토스테론이 급격히 낮아져 성욕이 감퇴하는 시점에서 고혈압 등 혈관질환이 나타나게 됩니다. 설상가상으로 20갑년이 되는 시점 또한 40세 전후가 됩니다. 따라서 40세가 되면 남성호르몬 수치가 낮아지는 상태이고, 고혈압 등 혈관질환이 발견되는 시점에서, 흡연자는 여기 하나 더 흡연으로 인한 발기부전 질환까지 얻게 됩니다.

보건복지부의 '2013년 대한민국 남성 연령대별 발기부전 유병률'에 의하면 30대 남성의 23%, 40대 34%, 50대 64%, 60대 86%가 발기부전입니다. 가히 전 세계적으로 가장 높은 수치입니다. 1990년대의 우리나라 남성 흡연율이 75%였으니까 당연히 영향을 미쳤을 것입니다. 결국 흡연자는 음경 혈관의 동맥경화, 음경 근육의 신축기능 저하 등으로 발기부전이 6배 이상 증가하는 질병을 얻게 됩니다.

흡연이 발기부전의 원인은 물론 정자의 생성 및 활동에도 큰 영향을 줍니다. 난임 환자들을 대상으로 한 정액검사에서 비흡연자는 42.8%가 정상 소견을 보인 반면, 10년 이상 흡연을 한 사람은 20.7% 만 정상소견을 보였습니다. 또한 흡연은 정액 사정량을 줄이는 데다 하루 20개비 이상으로 흡연량이 많아지면 정자의 밀도와 운동성까지 감소시킬 수 있는 생식기능 저하의 대표적 위험요인이기 때문에 임신을 계획하고 있거나 난임으로 고민하는 남성이라면 금연하는 것이 바람직합니다.

정자가 만들어지는데 평균 90일이 걸리는데, 만들어 지는 과정에서 흡연은 정자의 변형과 정자 내 DNA 손상으로 2세에 영향을 주어 태어나는 자녀가 평생을 고통 속에서 살아가야 한다는 것을 심각하게 고민해야 하는 것이 흡연자의 최소한의 의무가 아닐까요?

흡연은 '발기부전 장애, 정자 DNA 손상의 주범으로 가정파탄의 원흉'

이라는 사실을 명심하셔야 할 것입니다.

8) 잇몸병과 치주질환

 2013년 구강검진을 받은 성인 5000여 명을 대상으로 흡연 여부와 치주염의 관련성을 분석한 결과 흡연자가 비흡연자보다 잇몸질환, 치주질환에 노출될 확률이 2.3배 높은 것으로 나타났습니다.
 흡연자의 잇몸병 유병률이 84%로 비흡연자보다 15%포인트 높다고 밝혔습니다. 잇몸병 유병률은 치석 제거 이상의 잇몸병(치주질환) 치료가 필요한 사람의 비율을 의미합니다. 또한, 잇몸뼈가 파괴될 정도로 심한 잇몸병이 있는 사람의 비율이 흡연자는 12.7%, 비흡연자는 6.4%로 흡연자가 2배나 더 많습니다. 흡연자의 잇몸병 상태를 분석한 결과 건강한 잇몸을 가진 흡연자는 11.6%였으나 비흡연자는 17.8%였으며, 치아와 잇몸 사이가 4~5㎜ 벌어진 상태인 중간 정도 이하의 잇몸병은 흡연자 31.1%, 비흡연자 18.6%였습니다.
 이렇게 흡연자의 잇몸 건강이 비흡연자보다 나쁜 것은 담배에 포함된 니코틴 성분 때문입니다. 니코틴은 신체의 면역반응을 억제해 치주파괴를 유발하는 주된 원인입니다. 또한, 흡연 시 면역글로불린의 농도가 감소되어 면역력이 떨어져 잇몸질환 발병 소지가 증가하며, 이 외에도 다양한 구강질환 및 입 냄새, 치아착색과의 연관성도 무시할 수 없습니다.
 담배와 임플란트 수명의 관계에 대한 수많은 연구에 따르면 흡연자는 임플란트 실패율이 비흡연자에 비해 2~3배 이상 높은 것으로 나타났습니다. 혈관이 많은 잇몸의 혈관 벽을 수축시켜서 혈액 공급이 나빠지고 면역력 저하를 유도함으로 염증이 쉽게 생기게 됩니다.

흡연은 만성치주질환을 2배 이상 증가시키고, 치주염은 4배나 증가합니다. 또한 구강암은 무려 6배나 증가하는 위험한 행위임을 잊지 말아야 되겠지요?

'오복 중의 하나인 치아 건강' 금연으로 지킵시다.

9) 버거병(Buerger's disease)

버거병은 주로 다리 또는 팔의 동맥 중에서 비교적 지름이 작은 중소 동맥에 염증 및 혈전이 발생하여 동맥의 흐름이 막히는 질병입니다. 심한 경우 괴사가 발생해 초기에 적절한 치료를 받지 않으면 팔다리 등 병변 부위를 잘라내야 할 수도 있는 무서운 병입니다. 정식 명칭은 폐쇄성 혈전 혈관염이지만 이 병을 처음 발견한 미국의 '레오 버거' 이름을 따서 '버거병'이라고 부릅니다.

혈관 폐쇄로 인해 사시 말단 부분이 보리색 또는 검은색으로 변하고 사지 말단이 괴사(세포나 조직 일부가 죽음) 상태에 빠지거나, 심할 경우 절단까지 초래할 수 있는 혈관 질환입니다. 버거병은 담배를 많이 피우는 젊은 남성, 특히 40대의 장년에서 많이 발생하는 것으로 알려져 있었지만 최근 여성 흡연자의 증가로 여성 환자가 늘어나고 있는 추세입니다.

흡연과의 연관성에서 구체적인 기전은 밝혀져 있지 않으나, 흡연이 버거병 발생에 가장 중요하고 확실한 원인이라는 이론이 지배적입니다.

흡연과 자가면역현상도 유력한 원인으로 제기되고 있는데, 자가면역현상이란 인체를 외부로부터 보호하는 면역계가 오히려 자신의 인체를 공격하는 현상을 의미합니다.

담배만 끊어도 증상이 좋아지는 버거병 환자가 많이 있습니다. 버거병을 치료하는 입증된 방법은 유일하게 금연뿐입니다.

10) 호르몬 분비 기능 저하

호르몬 분비에 영향을 주는 담배 연기 중의 핵심물질은 니코틴입니다. 흡연에 의한 분비에 영향을 받는 호르몬은 뇌하수체 호르몬, 갑상선 호르몬, 부신호르몬, 성호르몬, 인슐린 저항성, 그리고 부갑상선 호르몬 등입니다. 흡연은 이들 호르몬에 대한 영향을 통해 갑상선 기능항진증, 안구 돌출증, 골다공증과 인슐린 저항성에 의한 제2형 당뇨병 등을 유발합니다. 특히 흡연은 갑상선 기능항진증뿐 아니라 갑상선 기능저하증을 유발합니다.

11) 니코틴이 사약인가?

2016년 4월 경기도 남양주시의 한 아파트에서 아무런 외상도 없는 사망 사건이 발생했습니다. 부검결과 니코틴의 혈중 농도가 1.95㎎/L 검출되었습니다. 한국 최초의 니코틴 살인사건이었으며, 외국에서도 발생사례가 없어서 외신을 타기도 했습니다.

그렇다면 니코틴의 치사량은 얼마일까요? 통상 니코틴의 치사량은 체중 0.5~1mg/kg 정도입니다. 성인 60kg의 몸무게라면 30~60㎎이 치사량이 됩니다. 보통 한번 들이마시는 담배 연기에 0.1~0.2㎎ 정도가 포함되어 있으며 흡연을 하면 한 개비에 1mg 정도가 체내에 흡입됩니다. 대략 한 번에 담배 30개비 정도가 치사량으로 보면 됩니다.

니코틴이 중독성 물질이기도 하지만 이처럼 치명적인 독성 때문에, 하루에 2갑 정도를 흡연하는 일명 '체인 스모커'는 금연은 하지 못해도 흡연량이라도 줄이는 노력은 해야 합니다.

4. 타르의 위해성

1) 끈적끈적한 발암물질 타르!

 안개가 짙을 때 산책을 하면 머리카락에 이슬이 맺히고, 옷이 촉촉하게 젖어 들게 됩니다. 이처럼 담배 연기는 가스와 미세한 입자의 혼합물로 담배 연기 1㎤ 안에 100만 개 이상의 미립자가 들어 있습니다. 이 연기의 온도가 내려가면 황갈색의 끈적끈적한 물질로 된 것이 타르입니다. 흔히 타르를 '담뱃진'이라고 하는데 황갈색 타르가 시간이 지나면서 점점 검은색으로 변합니다. 흡연자의 손끝이 노랗게 변한 것은 바로 타르 때문이며 흡연자들이 '맛이 독하다.' 또는 '순하다.'라고 말하는 것은 타르의 양에 따른 느낌의 표현입니다. 이런 타르는 담배 연기에만 있는 독특한 것이 아니라, 자동차의 배기관이나 목재를 사용하는 연통에 붙어 있는 검은색 물질 또한 타르입니다. 다만 담배의 경우에는 타르 속에 니코틴이 포함된 것이 특징입니다.
 담배 연기의 타르에는 니코틴뿐만 아니라 2000여 종의 독성 화학물질이 있으며, 그중에 벤조피렌을 포함한 20여 종의 발암물질이 포함되어 있습니다.
 흡연으로 인해 몸 안에 들어오는 치명적인 유해물질의 원천이 타르라고 할 수 있습니다. 특히 폐에 더 안 좋은 이유는 보통 호흡을 할 때 이 물질이 들어가면 기침이나 가래로 배출이 되지만, 담배 연기 속 타르 입자는 매우 미세하기 때문에 한 번 들어가면 밖으로 잘 배출되지 않고 약 60%는 폐 속에 그대로 남아서 폐에 안 좋은 영향을 주게 됩니다.

'흡연! 폐암'이라는 인식은 누구에게나 친숙한 단어입니다. 그럼 암으로 인한 사망자는 얼마나 될까요? 일반적으로 남자의 모든 암 중에서 50%, 여자의 모든 암 중에서 25% 정도가 흡연이 원인인 것으로 추정되고 있으며, 인류에게 발생하는 모든 암의 30% 정도는 흡연에 기인하는 것으로 추정되고 있습니다.

폐암 환자 중에 90%가 흡연에 기인하며 전 세계적으로 매년 120만 명이 폐암으로 사망하고 있습니다. 담배 연기의 체내 이동 경로가 곧 암이 발생하는 경로라고 생각하면 됩니다. 담배 연기의 이동 경로는 혀와 구강을 통해 기도, 폐를 거쳐서 우리 몸의 구석구석을 타고 다닙니다. 그 첫 번째 정거장이 폐가 되는 셈이고, 가장 많은 담배 연기가 접촉하는 기관이기 때문입니다.

전 세계적으로 폐암의 발생률과 사망률에 있어서 여자보다 남자가 약 3배 정도 높습니다. 흡연자는 비흡연자보다 폐암에 걸릴 확률은 남자의 경우 4.4배, 여자인 경우 2.8배입니다.

흡연과 관련 있는 암은 호흡기계 암과 자궁경부암, 췌장암, 방광암, 신장암, 위암, 혈액암 등이 있으며, 2014년 미국 보건 총감 보고서는 간암과 대장암을 추가했습니다. 흡연에 의한 암 발생률은 일반적으로 1.5~3배 정도 높은 것으로 알려져 있습니다. 국민건강보험공단 자료에 따르면 남성의 경우에는 전체 암의 29.8%가 흡연 때문에 발생하는 것으로 밝혀졌습니다.

한국인의 흡연과 암 발생 위험도에 관한 연구결과에 따르면 흡연이 가장 크게 영향을 주는 암은 후두암입니다. 비흡연자보다 흡연자가 암에 걸릴 위험이 6.5배 높았으며, 그 다음이 폐암 4.6배, 식도암이 3.6배 순으로 나타났습니다. 그러나 우리나라보다 흡연유행이 앞섰던 서양의 경우는 흡연이 폐암 발생에 미치는 비교위험도는 10배 이상으로 보고된 바도 있습니다. 흡연이 폐암 발생에 미치는 영향은 흡연량이 증가할수록, 흡연 기간이 길수록 비례하여 증가합니다. 즉, 비흡연자보다 하루 20개비 담배를 피우고, 30년 이상 담배를 피운 경우 폐암에 걸릴 위험도는 8.1배 증가합니다. 흡연이 암에 기여하는 기여 위험도는 폐암의 72.5%로 일본의 75% 수준과 비슷하지만 서양인의 90%보다는 낮습니다. 흡연이 폐암에 대한 비교위험도와 기여위험도에 대한 이와 같은 차이에 대한 설명은 우리나라의 경우 미국이나 영국 등 서양에 비해 흡연 시작 연령이 늦었고, 흡연량에 있어서도 적었기 때문입니다. 따라서 우리나라도 60~90년대 높은 흡연율을 고려하면 현재 암 발생 위험도의 크기가 앞으로 10년 뒤에는 훨씬 증가할 전망입니다.

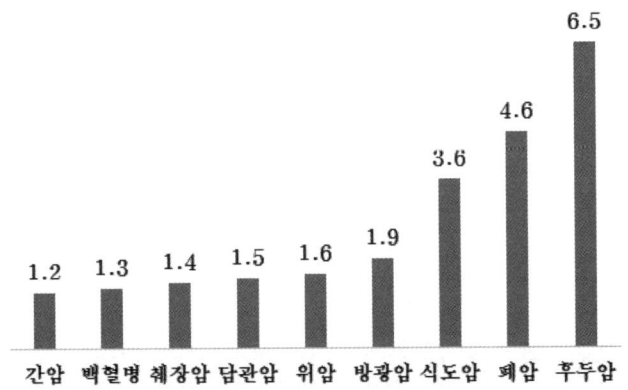

<한국인의 흡연과 암 발생 위험도>

2) 암 진단받고도 흡연합니다.

 2017년 12월 국민건강보험공단이 개최한 '제9회 한국 의료패널 학술대회' 자료에 따르면 암에 걸리고도 흡연자 10명 중 2명, 음주자 10명 중 7명은 금연·금주를 하지 못한 것으로 확인되었습니다. 2015년도에 조사한 18세 이상 성인을 대상으로 분석한 결과 흡연경험자 198명 중 현재 흡연자는 17.7%이며, 나머지 82.3%는 암 발병을 전후로 담배를 끊었습니다. 흡연을 계속하고 있는 사람은 65세 이상이 65.7%로 가장 많지만, 50~64세도 31.4%로 높았으며, 18~49세는 2.8%로 낮았습니다. 성별로는 남성이 91.5%로 대부분을 차지했는데 이는 흡연 기간이 길수록 금연이 어려운 것을 반증하는 것입니다.

5. 일산화탄소의 위해성

담배 연기 속의 각종 화학물질은 미립자 속의 타르에 함유되어 있으나 이 밖에도 가스가 있습니다. 바로 일산화탄소입니다. 일산화탄소는 연탄가스나 자동차 배출가스에 포함되어 있는 것과 같은 것으로 50ppm 수준에서 8시간 이상 있게 되면 인체에 심각한 문제를 일으키게 됩니다.

1) 산소 운반능력을 방해

일산화탄소의 인체 영향을 보면, 체내에 산소를 공급하는 혈액 중의 헤모그로빈(혈색소)과 결합하는 친화력이 산소에 비하여 200~250배 정도 강하며 한번 결합하면 좀처럼 분리되지 않는 성질이 있습니다. 이 화합물을 카르복실 헤모그로빈이라고 하며, 심장과 뇌와 같은 인체 기관 및 조직으로 혈액의 산소 운반 기능을 저하시켜 산소 부족 현상이 발생하는 것입니다.

통상 교통이 복잡한 거리의 공기 중에 일산화탄소의 함유량은 20ppm 정도이며, 담배의 종류나 상태에 따라 다르긴 하지만, 대개 한 모금 빨 때마다 약 1.6mg의 일산화탄소가 몸에 흡입되며, 담배 연기에는 최고

6000ppm 정도 됩니다. 이때 인체 내에서 헤모글로빈의 5~15%를 일산화탄소에 빼앗기게 되므로 체내의 산소농도는 5~15%, 많게는 20~30% 정도 산소가 낮아지므로 만성적인 저산소증에 시달리게 됩니다.

  일산화탄소가 흡입되어도 호흡을 계속하면 조금씩은 다시 몸 밖으로 배출됩니다. 적혈구의 헤모글로빈과 붙기도 하겠지만 대략 24시간 정도면 99%의 일산화탄소가 몸 밖으로 배출됩니다. 흡연자가 하루만 금연한다면 일산화탄소는 대부분 배출됩니다. 그러다가 담배 한 개비를 흡연하면 15% 내외의 헤모글로빈이 기능 불능 상태가 되고, 세포에 대한 산소 공급량은 그만큼 줄어듭니다. 하지만 수년 동안 흡연에 익숙해진 사람은 그런 상태가 오히려 자신의 정상적인 상태인 것처럼 느끼게 됩니다. 아침에 일어나 산소 공급이 100% 원활하게 이뤄지고 있는 상태가 오히려 낯설고 어색하다고 느껴서 무언가 부자연스럽다고 느끼게 됩니다. 그래서 흡연자는 아침에 일어나자마자 다시 담배를 찾게 되는 것입니다.

2) 각성효과보다 저산소증이 더 위험

  일산화탄소 중독이 발생하면 두통, 무력감, 졸음, 구토, 졸도와 심한 경우 혼수상태, 호흡곤란 등의 중독증상이 나타나게 됩니다. 운전하는 사람들이 졸리면 담배를 피우게 됩니다. 담배를 피우게 되면 일시적인 각성효과 때문에 졸음을 방지할 수 있지만, 이러한 각성효과는 잠깐이고 체내에 산소가 부족하기 때문에 쉽게 피곤하게 되고 주의력이 떨어져 각종 사고로 연결됩니다.

흡연은 이처럼 뇌세포나 모세혈관벽이 만성적인 저산소증 상태에 있게 되므로 혈관 벽이 거칠게 되고 콜레스테롤이나 중성지방이 쉽게 달라붙어 동맥경화증의 요인이 됩니다.

  일산화탄소의 위해성을 정리하면 혈액의 산소운반 능력을 저하시켜 만성저산소증 현상에 시달리게 되며, 이로 인한 신진대사 장애와 조기 노화 현상이 발생합니다. 또한 동맥 내벽 세포 파괴로 인한 동맥경화의 시발점이 되는 등 니코틴과 함께 혈관질환의 주범으로 작용합니다.

제6장

간접흡연의 위해성

1. 간접흡연의 의미와 담배 연기 종류

간접흡연은 흡연자가 흡연 시 담배가 연소되면서 나오는 연기와 흡연자가 내뿜을 때 입이나 코에서 나온 연기를 비흡연자가 마시는 것을 의미합니다.

흡연자가 직접 흡연하는 것을 1차 흡연이라고 합니다. 간접흡연은 흡연자의 주변인이 흡연자와 같은 공간에서 직접 들어 마시는 연기를 의미하며 2차 흡연이라고 합니다. 3차 흡연은 흡연을 통해 발생한 담배 연기가 주변 물질 및 물건에 오염, 흡착되어 다양한 경로를 통해 노출되는 현상을 의미하며 간접흡연에 포함되는 개념입니다.

간접흡연을 이해하기 위해서는 먼저 담배 연기의 종류와 독성부터 이해하는 것이 좋겠습니다.

담배 연기는 주류연과 부류연으로 구분합니다. 주류연이란 흡연자의 입을 통하여 폐로 전달되어 다시 몸 밖으로 내뿜는 연기이며 약 15%입니다. 이 과정에서 독성물질이 흡연자의 몸속에 저장되고 일부는 담배 연기와 함께 배출됩니다.

주류연은 담배를 흡연자가 흡입을 할 때는 담배 끝의 온도가 900℃까지 올라가므로 독성물질이 분해되고, 1차로 담배 필터에서 독성물질을 걸러주고, 2차로 흡연자의 몸을 통하여 배출되므로 독성이 비교적 적은 편입니다.

부류연은 담배를 피우는 동안 흡연자의 입으로 흡입되지 않고 자연적으로 타면서 대기 중으로 퍼져 나가는 생담배 연기로 85%입니다.

문제는 부류연의 독성입니다. 담배를 흡입하지 않는 동안 온도는 400℃까지 내려가서 불완전연소 상태가 됩니다. 따라서 주류연에는 발암물질 등 독성물질이 2500여 종에 불과하지만 부류연에는 독성물질이 4000가지 이상이 포함되어 있습니다. 그래서 통상 부류연의 독성은 주류연보다 3~4배 정도 강합니다.

부류연은 주류연에 비하여 일산화탄소는 8배, 암모니아는 73배, 디메칠니트로소아민은 52배, 메칠나프탈렌은 28배, 아닐린은 30배, 나프틸아민은 39배가 높습니다.

2. 간접흡연과 피해는 어느 정도인가?

흡연인구 1200만, 비흡연자 4000만! 아침 맑은 공기를 마시며 출근길을 나서는데 어디선가 양해도 없이 날라 오는 담배 연기 냄새를 맡고 역겨웠던 경험을 누구나 한 번쯤 했을 것입니다. 바로 보행 중 흡연이 가져오는 일상의 스트레스인 셈입니다. 그렇지 않아도 자동차 매연이며, 황사와 같은 대기 오염에 시달리는데 뜻하지 않은 역겨운 담배 연기를 좋아할 사람이 어디 있을까요?

흡연은 '우리의 건강한 생명을 빼앗은 살인 무기'라는 것을 모르는 사람이 없습니다. 그런데도 자신이 선택한 일이라면 어쩔 수 없는 일입니다. 그런데 본인의 의지와 상관없이 타인의 담배 연기에 의해 내 소중한 몸이 병들어 간다면 너무 억울한 일이 아닐까요?

간접흡연에 의한 건강상의 피해는 1964년 미국의 보건성에 의한 최초 보고 이후 1972년에 비로소 공식적으로 처음 언급되었습니다. 보고서의 핵심내용 3가지는 첫째, 간접흡연은 비흡연자들에게도 폐암을 비롯한 여러 가지 질병의 원인이 된다는 것입니다.

둘째, 흡연자들 가정의 아이들에게 상기도 감염이나 증상의 빈도가 증가하는 동시에 이들의 폐 기능 발달이 지연되었다는 것입니다.

셋째, 비흡연자를 흡연자들로부터 분리시키는 정책으로는 간접흡연의 위험을 예방하기 어렵다는 등으로 요약되었습니다.

　간접흡연에 의한 피해는 직접흡연을 하는 사람에게 나타나는 모든 질환이 나타난다고 생각하면 됩니다. 다만 정도의 차이가 있을 뿐이며 주된 질환 내용은 다음과 같이 요약할 수 있습니다.

　첫째, 담배를 전혀 피우지 않은 성인과 어린이들의 사망을 유발하며 특히 2살 이내의 영아들에게는 영아 돌연사 증후군의 위험성이 3배 더 높으며, WHO에 따르면 어머니의 흡연은 전체 영아 돌연사의 1/3~1/2을 차지하는 주된 원인입니다.

　둘째, 간접흡연에 노출된 어린이들에게 급성호흡 기관지염, 귀 이상, 중증 천식, 콧물, 기침과 호흡곤란 등 다양한 기도증상, 그리고 폐의 성장 지연 등이 유발됩니다. 흡연하는 가정의 어린이는 천식, 중이염 등이 생길 위험이 6배나 더 높습니다.

　셋째, 성인에게 있어서 즉각적으로 심혈관계에 부정적인 영향을 주거나 심장질환 및 폐암을 유발합니다. 흡연하는 아빠와 같이 지내는 엄마는 폐암 발생률이 30%, 심장병 발생률이 40%가 더 높습니다.

　넷째, 담배 연기에 민감한 사람의 경우 담배 연기로 인해 69%가 눈이 따가움을 느끼고, 29%가 코가 매캐하고, 32%가 두통, 25%가 기침을 경험합니다.

　그럼 비흡연자의 간접흡연량은 어느 정도일까요? 음식점 흡연석에서 2시간 동안 체류한다면 1개비 반 흡연량과 같으며, 흡연 차량에서 1시간 체류한다면 3개비 흡연량과 같고, 하루 한 갑을 피우는 집에서 24시간 체류한다면 3개비를 흡연하는 것과 같은 유해성에 노출됩니다.

　전 세계적으로 간접흡연으로 조기 사망하는 인구는 매년 60만 명에 이르는 것으로 추정되며, 간접흡연으로 인한 사망인구 중 31%는 아동이고 64%가 여성입니다. 미국의 경우 매년 5만 명이 간접흡연으로 인해 사망하고 EU에서는 매년 7600명의 인구가 근무시간 중 간접흡연에 노출되어 사망하는 것으로 보고되었습니다.

전 세계적으로 성인 인구의 1/3 가량이 정기적으로 간접흡연에 노출되는 것으로 추정되며, 특히 13~15세 연령의 청소년 중 절반 정도가 가정에서 간접흡연에 노출되는 것으로 조사되었습니다. 이들은 간접흡연에 노출되지 않은 청소년에 비해 흡연할 가능성이 1.5~2배 이상 높았습니다. 이는 간접흡연이 청소년 흡연 증가와 잠재적 흡연율 증가의 원인이 될 수 있음을 의미합니다.

우리나라는 2013년 국립암센터 자료에 의하면 19세 이상 비흡연자 중에서 남자는 58.8%, 여자는 39.6%가 직장 실내에서 간접흡연에 노출된 경험이 있으며, 간접흡연 노출률은 2005년부터 2013년까지 차이가 크지 않은 것으로 나타났습니다. 직장 실내 간접흡연 노출은 여자보다 남자에서 2배 높았습니다. 직업별 간접흡연 노출 시간은 기능원 및 관련 기능 종사자와 전문가, 서비스 종사자의 직업군에서 주당 간접흡연 노출 시간이 5시간 이상으로 높게 나타났습니다. 반면에 사무종사자와 전문가 집단 종사자의 노출 시간은 2시간 이하로 낮았습니다.

3. 3차 흡연과 피해는 어느 정도인가?

흡연할 때 가스상 물질 및 입자상 물질이 발생하는데, 가스상 물질은 벽, 가구, 옷, 그리고 집 먼지 등의 표면에 흡착될 수 있습니다. 이러한 가스상 물질의 흡착은 비교적 빠른 시간에 이루어지는 데 반해 흡착된 화학물질은 몇 시간에서 몇 달까지 장기간 동안 다시 공기 중으로 재 배출될 수 있습니다. 또한, 담배 연기의 가스상 물질뿐만 아니라 입자상 물질 역시 표면에 흡착되었다가 다시 부유하거나 기체 형태의 화학물질과 반응 할 수 있습니다. 이런 과정을 통해 흡연이 끝난 이후에도 실내 환경에서 장기간 흡연에 의한 오염물질이 배출될 수 있습니다.

니코틴은 실내의 카펫이나 페인트가 칠해진 벽에 잘 흡착하며 그 흡착률은 철 표면에 비해 2-3배 높습니다. 특히 실내 표면에 흡착된 니코틴은 공기 중의 다른 오염물질과 반응하여 더 독성이 강한 물질로 변환될 수 있습니다.

이런 독성물질은 인체 세포에 유전적 손상을 초래하며, 호흡기 질환, 학습능력과 주의집중력 방해와 같은 피해가 발생합니다. 초등학생을 대상으로 한 국내 연구에서 비흡연 부모의 자녀와 흡연 부모의 자녀에 대한 연구결과 3차 흡연에 노출된 자녀들은 만성기침과 야간 기침 등 호흡기 증상이 20% 이상 심하였으며, 눈의 염증이나 자극 증상도 10% 이상 많았습니다. 또한, 3차 흡연에 노출된 아이일수록 주의집중 능력 및 학습능력이 좋지 않은 것으로 나타났습니다. 주의력결핍과잉행동장애(ADHD)가 의심되거나, 진단받은 학생은 정상아동에 비하여 간접흡연 노출을 의미하는 소변 코티닌 수치가 70%나 더 높았습니다.

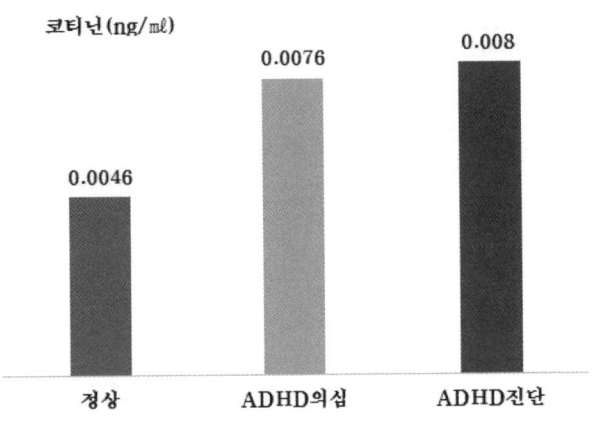

<간접흡연과 주의력결핍과잉행동장애>

4. 간접흡연에 노출되지 않으려면 어떻게 할까요?

간접흡연에 노출되지 않으려면 흡연 장소 부근은 피하는 것이 가장 좋은 방법입니다. 피할 수 없다면 최소한 2m 정도의 거리를 두는 것이 그나마 차선책입니다. 흡연자와 함께하는 공간이라면 환기를 자주 하는 것도 좋은 방법이 되겠습니다. 특히 양복이나 거실의 커튼, 카펫은 담배 연기의 독성이 붙어있기 좋은 곳이므로 세탁을 자주 해주어야 피해를 최소화할 수 있습니다. 문제는 단순히 같은 실내공간에서의 흡연 후 환기 및 배기, 그리고 흡연석 및 비흡연석의 분리는 완벽하게 비흡연자의 간접흡연 노출을 예방할 수 없습니다. 가장 확실한 방법은 금연입니다. 금연만이 간접흡연의 피해에서 벗어날 수 있습니다.

간접흡연을 예방하기 위한 흡연자의 작은 배려가 절실하게 필요한 시점입니다. 아무리 흡연 욕구가 심해도 내 가족과 이웃 주민을 위해서 최소한 흡연예절을 생활화해야 합니다. 비흡연자를 위해 흡연자가 지켜야 할 최소한의 흡연예절은 다음과 같습니다.

첫째, 금연구역에서는 어떤 일이 있어도 흡연을 해서는 안 됩니다. 설사 흡연구역이라 해도 흡연구역이 개방되어 있고, 비흡연자의 왕래가 빈번한 장소라면 자제해야 합니다.

둘째, 버스 정류장, 지하철역 입구는 금연구역입니다. 꼭 반경 10m를 준수해야 합니다.

셋째, 금연구역, 금연건물 입구에서는 담배 연기가 실내로 들어가지 않도록 15m 거리를 두고 흡연을 하도록 합니다.

다섯째, 아이가 있는 모든 공간은 미래세대인 아이를 위해서 금연해야 합니다.

여섯째, 차 안처럼 밀폐된 공간에서는 흡연을 자제하고 특히, 아이가 타기 전에는 충분히 환기하도록 합니다.

일곱째, 길거리 흡연은 흡연자 한명 때문에 수십 명이 간접흡연에 노출됩니다. 잠시 한적한 곳에서 흡연하고 이동하는 감각을 발휘해야 합니다.

흡연자가 명심할 것은 흡연은 대를 이어 상속된다는 점입니다. 부모가 흡연하면 그 자녀가 흡연할 확률이 흡연을 하지 않은 부모의 자녀에 비하여 4배가 높습니다. 자녀들은 부모의 행동을 학습하게 되고, 심하게는 간접흡연에 의해서 니코틴 중독이 되기도 합니다. 흡연으로 인한 각종 질환의 위험성이 높고 이로 인해 의료비 지출이 증가해서 건강한 몸과 행복을 빼앗기게 됩니다. 따라서 흡연자는 자녀에게 부모에 대한 행복한 감정과 물질적 풍요로움 대신 고질적인 흡연습관, 골골하는 부모의 이미지, 빈곤을 대물림하게 됩니다.

5. FCTC 가이드라인 간접흡연 예방 7가지 원칙

1) 가장 효과적인 예방은 담배 연기를 완전히 제거하는 것입니다. 담배 연기에 노출되는 것은 그 자체로서 위험하며 양이나 시간에 상관없습니다.

2) 간접흡연으로부터 보호는 보편적이어야 합니다. 담배 연기 노출로부터 모든 사람이 보호받아야 하며, 모든 실내 작업장과 실내 공공장소가 금연이어야 합니다.

3) 간접흡연으로부터 보호는 법에 근거가 있으며, 법률 제정이 필요합니다.

4) 간접흡연으로부터 보호를 위한 적절한 자원이 계획되어야 합니다.

5) 시민사회의 지지가 중요합니다. 시민사회는 정책 이행과 법률 집행 과정 전반에 걸쳐 여론을 형성하고 법 준수에 대한 공감대를 만드는 구심점 역할을 맡아야 합니다.

6) 감시와 평가가 필수적입니다.

7) 간접흡연으로부터 보호를 위한 수단은 주기적으로 개선되어야 합니다. 수단은 점점 강화·확대되어야 하고, 새로운 과학적인 근거나 사례 연구를 통해 지속해서 개선되어야 합니다.

제7장

여성 흡연의 위해성

과거에 여성들이 흡연을 시작한 것은 질병을 치료하려는 방편이었습니다. 특히 치통을 치료할 목적으로 흡연을 시작하였고 이로 인하여 니코틴 중독이 되었던 것입니다. 이렇게 중독되었던 여성들은 노년이 되어서 사망을 하였거나 금연을 한 상태이며, 현재 흡연자들은 남성 우월주의 사상에서 벗어나 남녀평등을 흡연 행동으로 표출한 경우라 할 수 있습니다. 그러나 이런 흡연자들도 공개된 장소에서 흡연을 시작한 것은 그리 오래된 것이 아닙니다. 지금의 청소년들처럼 공개된 장소에서 흡연하는 것은 2000년 이후에 나타난 현상입니다.

1. 여성 흡연율은 낮아지지 않고 있습니다.

　남성 흡연율은 감소추세를 보이고 있는데 반하여 여성 흡연율은 점차 증가하고 있으며, 특히 20~30대 젊은 여성들의 흡연율은 증가 추세입니다. 국민건강영양조사 결과에 따르면 남성 흡연율은 1998년 66.3%에서 2016년 40.7%로 떨어진 데 반해 여성 흡연율은 1998년 6.5%, 2012년 7.9%를 기록하고 2016년 6.4%를 유지하고 있습니다. 그러나 실제 소변검사 결과 여성 흡연율이 13.9%로 나타났습니다. 이는 자가 보고 흡연율 5.9%의 2.4배에 해당하는 수치입니다. 이런 점을 감안한다면 흡연율이 특히 높은 20대 여성 흡연율은 20% 가까이 될 것으로 예상되어 세계 다른 나라에 비하여 결코 낮은 편이 아닙니다. 흡연여성의 환경을 살펴보면 소득이 낮을수록, 교육수준이 낮을수록, 육체노동을 하는 직업을 가진 여성일수록 흡연율은 높습니다.

　여성은 흡연 동기 및 성향에서 남성과 차이를 보이며, 금연 성공률도 낮은 편입니다. 일반적으로 여성은 남성에 비하여 흡연량이 낮은 편이지만 니코틴 의존도는 오히려 더 높으며, 금단증상도 더 심한 경향이 있습니다. 여성 흡연자의 경우 60% 정도는 금연 의향이 있다고 하였지만, 실제 금연하겠다는 실천적 행동 측면에서는 매우 낮은 편입니다.

　문제는 가임여성인 20~30대에서 흡연율이 가장 높으며, 생리 주기 특성상 금연이 어렵고, 니코틴 보조제에 대한 반응이 낮을 뿐만 아니라 금연에 대한 사회적 지지도 부족하여 금연 성공률이 매우 낮다는 데 문제가 있습니다.

2. 여성 흡연의 위해성

1) 임신과 출산

대부분의 여성 흡연자는 당장은 금연할 생각이 없지만 임신하면 금연할 것이라고 주장합니다. 그러나 영국에서 연구한 바에 의하면 흡연 여성이 임신하여 금연에 성공한 경우는 26%에 불과했습니다. 여성 흡연의 가장 큰 위해성은 임신과 출산에 미치는 영향입니다. 니코틴이 난관 기능에 영향을 주어 난자가 자궁으로 헤엄쳐가는 것을 방해하기 때문에 불임의 위험이 증가하며, 자궁 외 임신이 약 2.2배 증가합니다. 또 피임약을 사용하거나 피임약을 중단한 이후에도 불임이 될 가능성이 비흡연 여성에 비하여 2배나 높습니다. 분만 시 과다출혈의 위험 및 저체중 출생아, 사산이 증가하며 임신 중독증은 5배 정도 증가합니다.

2) 태아에 미치는 영향

태아에 소량의 니코틴이나 담배 연기가 노출될 경우 부작용이 매우 큽니다. 만성 태아 저산소증으로 뇌 중추 신경계의 발달장애가 증가하며,

신생아는 골량의 저하와 골밀도 저하가 나타날 수 있습니다. 영아 돌연사 증후군의 위험이 증가하며, 소아 급성 폐 질환 발생률이 50% 이상 증가합니다. 그뿐만 아니라 유아의 알레르기 질환 등을 유발할 수 있습니다.

3) 조기폐경

남성과 달리 여성의 노화는 갱년기로 표현되는 경우가 종종 있습니다. 이는 여성호르몬이 원활하지 못하면서 시작되는 것인데, 갱년기가 일찍 올수록 각종 질환의 위험성이 높아지게 마련입니다. 흡연 여성은 평균적으로 비흡연 여성에 비하여 폐경이 빨라지는 것으로 알려져 있습니다. 홍콩의 연구진에 의하면 비흡연자 대비 조기 폐경을 겪을 확률은 43%가 높았으며, 일반적으로 여성의 폐경이 50세 전후하여 발생하는데 흡연을 할 경우 짧게는 1~2년, 길게는 5년 정도까지 조기 폐경이 발생하고, 폐경기 증후군의 정도와 빈도가 더 심한 것으로 알려져 있습니다.

20~30대에 도달해야 하는 최대 골밀도가 달성되지 못하고 골밀도 저하 속도가 촉진되며, 폐경이 빨라지는 효과까지 더해져 골다공증은 더욱 증가합니다.

4) 피부 건강 상실

피부에 있는 실핏줄과 세동맥의 혈류가 감소하여 진피는 만성 허혈 상태가 되고, 교원 조직에 손상을 주어 피부 탄력을 감소시키게 됩니다. 또한, 비타민 A의 농도를 감소시키고 안면 각질층 수분 함량이 감소하게 됩니다. 흡연으로 인해 여성호르몬인 에스트라디올의 가수분해가 촉진되어 피부에서 에스트로겐이 감소되면서 피부가 건조해지고 수축되어 주름이 생깁니다. 이외에도 담배 연기에 함유된 발암물질인 벤조피렌이 햇빛에 노출되면 피부에 염증을 일으켜 기미가 생기게 됩니다.

3. 여성 흡연자가 금연이 어려운 이유

1) 생리 주기

여성의 금단증상은 생리 주기가 28일인 여성을 기준으로 대부분 배란 후 15~28일에 더 심해집니다. 생리 주기, 니코틴 금단증상의 상호작용으로 생리 전 증상과 금단증상이 유사하게 나타남으로써 금연이 더 어려워집니다. 생리 전 증후군을 자주 경험하고 금연 중의 생리통은 흡연 충동을 더 유발합니다. 이런 이유로 여성의 금연 시작일은 생리가 끝난 직후인 3~4일 이내에 맞추는 것이 좋습니다.

2) 우울 증상

우울증은 의욕 저하와 우울감을 주요 증상으로 하여 다양한 인지 및 정신 신체적 증상을 일으켜 일상 기능의 저하를 가져오는 질환을 말하는데 감정, 생각, 신체 상태, 그리고 행동 등에 변화를 일으키는 심각한 질환입니다. 우울증은 한 개인의 전반적인 삶에 영향을 주게 됩니다. 쉽게 치료하기도 어렵기 때문에 흡연자가 우울증이 있는 경우 금연을 더더욱 어렵게 만듭니다. 따라서 이런 우울 증상은 금연실패 및 재흡연의 주요 요인으로 작용합니다. 여성이 남성보다 우울증에 걸릴 확률은 2배 높으며, 비흡연자보다 흡연자가 우울증에 걸릴 확률은 4배가 더 높습니다.

3) 체중 증가

요즘처럼 다이어트에 관심이 고조된 상황에서 금연으로 인한 부작용이 체중증가라고 한다면 여성의 입장에서 금연을 쉽게 결심하지 못할 것이 뻔합니다. 금연 후 체중증가는 일시적인 현상이기 때문에 금연을 포기한다면 더 많은 건강을 포기하는 것이나 다름없습니다.

금연 후 체중이 증가하는 것은 금단증상을 잊기 위해서 주전부리를 하거나, 혀 감각의 회복으로 식사량이 증가한 데 기인한 것으로 남성은 50%, 여성은 90%에서 간식이 증가하는 것으로 나타났습니다. 따라서 금연 시작과 동시에 규칙적인 운동과 체중조절 프로그램을 같이 할 경우 금단증상도 줄이고 체중증가도 예방할 수 있습니다.

흡연이 다이어트에 도움이 된다는 것은 잘못 알려진 것이며, 흡연할 경우 오히려 단백질 분해를 촉진하고 지방은 축적되어 복부비만이 증가하게 됩니다. 설령 흡연이 다이어트에 효과가 있다고 가정하더라도 흡연으로 인한 심장마비나 뇌졸중으로 생명을 잃는 것보다는 비만으로 살아가는 것이 더 좋지 않을까요?

4) 사회적지지

 금연은 자신의 의지력도 중요하지만, 주변의 협조도 필요한데 여성의 공개적인 금연 선언으로 주변의 지지를 얻기는 어렵습니다. 흡연량이 동일해도 흡연에 의한 위해성은 여성흡연자에게 더 크게 작용하며, 특히 태아에 미치는 영향을 고려한다면 여성 흡연은 남성 흡연보다 사회적으로 더 지탄을 받게 마련이어서 금연지원군을 확보하기가 쉽지 않습니다. 또 한편으로는 우리나라의 흡연인구가 남성이 많기 때문에 금연지원도 남성 중심으로 이루어져 여성 흡연자의 사회적 지지를 약하게 하는 요인입니다. 그러나 다른 한편으로 생각하면 여성 흡연자는 2세를 생산하는 막중한 역할을 수행해야 하고, 태아에 대한 사랑의 힘을 가지고 있기 때문에 남성 흡연자에 비하여 금연 동기강화를 할 수 있는 장점이 있음을 명심한다면 금연에 도움이 되지 않을까 생각합니다.

청소년 흡연의 위해성

아빠가 아들 마음을 알고 있을까요? 서유석 씨의 '너 늙어 봤냐. 나는 젊어 봤단다.'의 노래 가사를 보면

너 늙어 봤냐 나는 젊어 봤단다
이제부터 이 순간부터
나는 새 출발이다
　·
　·
　·
이 세상에 태어나서
아비 되고 할배 되는
아름다운 시절들
너무나 너무나 소중했던 시간들
먼저 가신 아버님과 스승님의
말씀이 새롭게 들린다

나이가 들어서 청소년 시절에 '나는 부모님 말씀, 선생님 말씀을 잘 듣는 청소년이었는가?'라고 물어본다면 '예'라고 답할 수 있는 사람이 얼마

나 될까요? 청소년 자녀를 둔 부모는 자녀의 행동이 마음에 들지 않으면 하는 말이 있습니다. '우리 때는 저렇지 않았는데, 요즘 애들은 왜 그런지 몰라.' 이렇게 말하던 사람이 세월이 흘러 할아버지 할머니가 되면 말이 달라집니다. 손자 손녀를 나무라는 엄마, 아빠에게 하는 말 '애들 다 그렇다.' '니들도 클 때는 다 그랬다.'고 합니다. 중년 나이에 알지 못했던 것들을 늙으면 알 수 있는 것인가? 그래서 먼저 가신 아버님과 스승님의 말씀이 새롭게 들리는 것인가? 아마도 나이가 들어서 새롭게 들리기보다는 상대방을 보는 관점이 달라졌기 때문일 것입니다. 즉 욕심 없이 사랑하는 마음으로 상대방을 바라보기 때문일 것입니다. 이렇듯 우리는 청소년을 바라보는 시각이 달라져야 합니다. 청소년이 흡연하는 것을 나무라기 이전에 그들이 왜 흡연을 하는지를 이해하여야 합니다.

  1988년 고등학교 남학생 흡연율은 23%, 1991년 32.2%로 고등학생 세 명 중 한 명이 흡연자였습니다. 1995년에 26.1%로 다소 낮아졌지만, 흡연율이 아시아에서 가장 높았습니다. 이처럼 흡연율이 높았음에도 청소년 흡연의 문제점을 심각하게 받아들이지 못했을 뿐입니다. 그 사이에 청소년의 교육환경은 날이 갈수록 치열해졌으며, 희망보다는 절망에 가로막혀 스트레스 지수가 높아지는 등 이루 말할 수 없을 정도로 힘들어졌습니다. 이렇게 힘든 환경이 된 것은 기성세대기 미래의 주억인 청소년들이 나아갈 청사진을 만들어 놓지 못한 데 있습니다. 그럼 이 책임은 누구한테 있을까요. 청소년의 책임이라고 돌린다면 명백한 책임회피입니다. 따라서 청소년들에게 흡연환경을 제공한 것 역시 기성세대이며, 반성 또한 기성세대의 몫입니다. 흡연 청소년에 대한 개인적 차원의 부정적 인식보다는 청소년을 이해하고 청소년의 흡연환경을 개선하려는 사회적인 관심이 있어야 합니다.

1. 청소년 흡연의 특성

1) 청소년 흡연율 어느 정도인가?

질병관리본부 청소년건강행태 온라인조사결과 자료를 보면 우리나라 중고등학교 청소년의 흡연율은 2011년을 시점으로 하여 점차 낮아지고 있습니다. 2016년 중학교 남학생의 흡연율은 3.5%, 여학생은 1.3%이며, 고등학교 남학생은 14.7%, 여학생은 3.8%입니다. 특히 특성화 고등학교의 남학생 흡연율은 34.4%로 높아 학교 차원에서 흡연지도를 하는 것은 거의 불가능할 정도입니다.

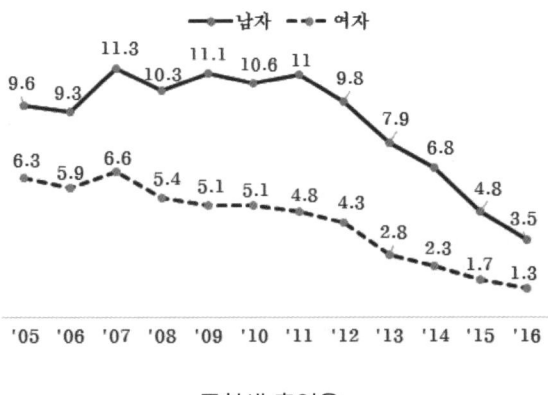

<중학생 흡연율>

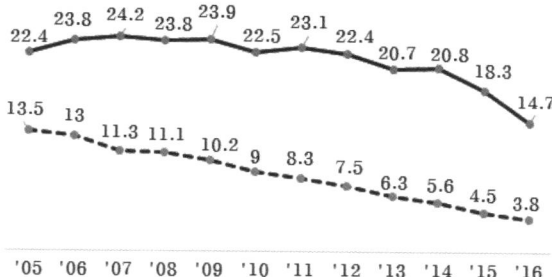

<고등학생 흡연율>

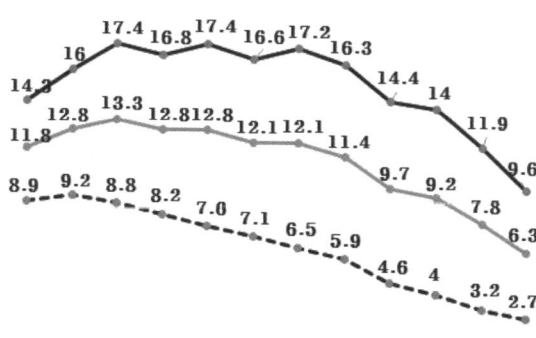

<중고등학생 흡연율>

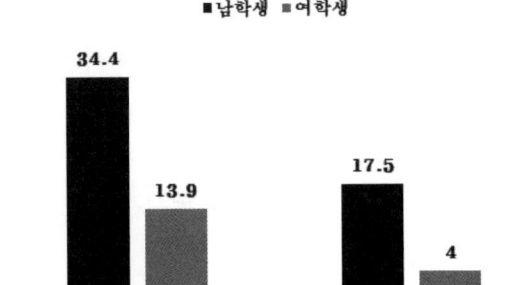

<특성화계고와 일반계 고등학생 흡연율 비교>

청소년의 경우 처음에는 약한 술을 마시기 시작하고, 다음 단계로 흡연을 하고 독한 술을 마시면서 또래끼리 약물을 하는 것이 특징입니다. 따라서 청소년의 일탈은 음주에서부터 시작된다고 할 수 있습니다. 우리나라 중고등학생의 음주율(최근 30일 이내에 한잔 이상의 술을 마신 경험이 있는 경우)은 남학생이 17.2%, 여학생이 12.5%로 흡연율보다 높습니다. 음주의 빈도가 높을수록 흡연자가 될 가능성은 그만큼 높으므로 사회 저변에 깔려 있는 음주 문화도 함께 개선되어야 흡연 예방 교육의 효과를 높일 수 있습니다.

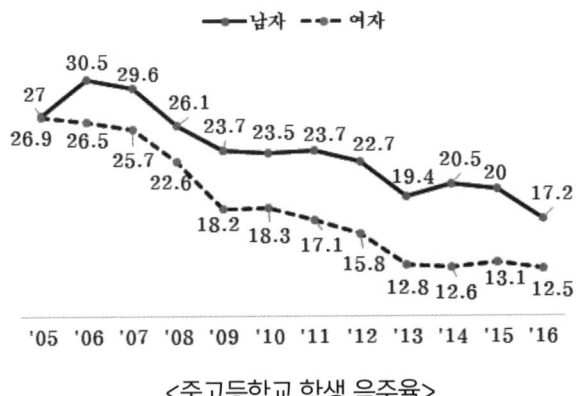

<중고등학교 학생 음주율>

2. 청소년 흡연의 문제점! 알고나 있을까요?

흡연 시작 연령이 낮을수록 니코틴 중독이 심한 것은 이미 밝혀진 바 있습니다. 흡연자의 95%가 24세 이전에 흡연을 시작하였고, 평생 흡연자로 살아가고 있으며 금연할 생각을 전혀 하지 않는 흡연자 비율이 25.5%나 됩니다. 또한, 우리나라 청소년이 매일 흡연을 하는 흡연 시작 연령이 점차 낮아지고 있어 심각한 문제입니다. 질병관리본부가 청소년 흡연 시작 연령을 분석한 자료에 따르면 1998년에는 15.5세였는데, 2016년에는 12.7세로 낮아졌습니다. 18년 전에 비하여 2.8세나 빨리 흡연을 시작하는 것입니다.

국제아동발달 교육연구원의 자료에 따르면 처음 담배를 한두 모금 피워본 시기는 초등학교 3학년 이전이 12.5%, 4~6학년 때가 29%로 초등학생 시절에 41.5%가 경험하여 중학생 시절 46.5%와 대등합니다.

흡연 시작 연령이 낮을수록 질병 발생률도 높아 15세에 흡연을 시작한 경우 25세에 시작한 경우보다 60세에 이르러 폐암이 발병할 확률은 3배 정도가 높습니다. 여기에 더 심각한 것은 매일 흡연하는 청소년 비율이 높다는 것입니다. 뿐만 아니라 흡연 학생들은 대부분 미디어 중독을 함께 가지고 있어 사회적 문제가 되고 있습니다.

1988년 미국 공공 건강조사에 의하면, 매일 흡연하는 12~17세의 청소년들은 비흡연 청소년들보다 졸업 후 약물 중독이 될 확률이 15배 이상 높다고 밝혔습니다. 또 다른 연구에서는 흡연은 청소년의 비행에 큰 영향을 주며, 청소년기나 성인기의 음주, 폭력, 그리고 성범죄 등 위험하고 일탈적인 행동을 예측해주는 주요한 지표라고 밝힌 바 있습니다.

문제는 청소년들이 흡연으로 인한 문제를 제대로 알지 못한다는 데 있습니다. 한국건강증진개발원의 2015년도에 실시한 '청소년 대상 학교 흡연 예방 교육사업 모바일 인식조사 결과'를 보면, '호기심에 담배를 1~2번쯤 피우는 것은 괜찮다.'는 의견이 26.3%로 니코틴 중독의 위험성을 잘 인지하지 못하고 있을 뿐만 아니라, 흡연 학생의 14.8%는 '담배가 실제로 해롭지 않다.'고 답해서 흡연의 문제를 제대로 알지 못하는 것으로 나타났습니다.

<흡연에 대한 지식 및 태도>

호기심에 담배를 1~2번쯤 피우는 것은 괜찮다.	26.3%
담배를 피우는 장면이 나오면 피우고 싶다.	20.5%
담배가 실제로는 해롭지 않다.	14.8%
앞으로 담배를 피울 생각이 있다.	13.9%
담배를 피우면 어른스러워 보인다.	6.9%
남자 친구가 흡연하면 멋있어 보인다.	7.9%
여자 친구가 흡연하면 멋있어 보인다.	5.4%

3. 청소년 흡연 동기

1) 청소년기의 심리적 특징

청소년기는 어린이가 어른이 되는 엄청난 변화의 시기로 바깥 세계로 향해 있던 관심이 자기 자신에게로 향하게 되고, 내면세계에 눈을 뜨기 시작합니다. 성적으로 성숙해지고 생리적으로 급성장하는 시기이며 지적, 정서적, 신체적 제반 특성이 미성숙한 상태에서 성숙한 상태로 변화되어 가는 단계로 개인의 사회와의 적응, 인생의 성패가 달려있는 중요한 발달상 과도기입니다.

한편 자아 정체감과 역할 혼미의 갈등을 겪으며 자아를 찾고자 노력하는 단계입니다. 정서적으로 질풍노도기로 표현하기도 하며 부모에게서 심리적으로 독립하기를 원하고 자율성을 추구하는 심리적 이유기라고도 합니다. 청소년의 자아 중심성은 이상주의, 사회의 규범에 대한 회의, 그리고 자신의 경험과 안목은 특별하다는 생각하는 개인적 우화를 들 수 있습니다.

개인적 우화는 어떤 사건을 자신에게 적용할 때에는 세상에 존재하는 일반적인 확률을 무시하거나 왜곡시키는 것을 말합니다. 예를 들면 약물을 복용하면 중독 현상이 나타날 수 있으나, 자신은 약물을 많이 복용

해도 중독 현상이 없을 것으로 생각하는 것입니다. 흡연, 음주운전이나 폭주, 10대의 성행위 등도 개인적 우화의 대표적인 예로 볼 수 있습니다.

2) 청소년 흡연의 사회적 특징

청소년은 담배회사의 잠재 고객인 만큼 편의점을 비롯하여 청소년이 자주 찾게 되는 장소에 현란한 광고가 청소년의 눈길을 사로잡게 됩니다. 이러한 광고는 흡연에 대해 지나치게 관대하고 허용적인 왜곡된 가치를 형성하게 합니다. 또 청소년 대상 흡연 광고는 유명 인사나 연예인 등장, 전문가의 설명, 과학을 위장한 증거, 여론조사 인용, 시연 등의 방법으로 담배에 대한 친숙함을 만들어 갑니다.

우리나라 청소년들은 또래 집단의 압력에 의해 흡연을 시작하기도 하며, 편의점 등에서 담배를 쉽게 구할 수 있는 환경에 노출되어 있으며, 어른과 사회에 대한 반항, 공격성과 적개심 등과 맞물려 지속적인 흡연으로 발전하게 됩니다. 또 부모나 형제, 할아버지 등 흡연하는 가족이 있을 경우 학습효과에 의해서 자연스럽게 흡연을 하는 경우도 있습니다.

청소년의 흡연 동기는 조사기관이나 시점에 따라서 차이가 있습니다만 호기심이 50% 정도로 가장 높고, 친구나 선후배의 권유, 스트레스 해소, 대중매체의 영향 순입니다. 문제는 호기심 뒤에 가려져 있는 정서 결핍입니다. 청소년기의 특징 중 하나가 호기심인데 모든 학생이 호기심 때문에 흡연하지는 않습니다. 저자가 중고등학교에서 금연교실 참여자들을 대상으로 한 설문조사 결과를 보면 가정문제가 가장 압도적입니다. 결손가정의 경우가 가장 심각하며, 가정환경이 좋지 않아 방과 후 하는 일 없이 홀로 시간을 보내는 학생들의 경우 흡연율이 높습니다. 일반적으로 이런 가정환경에서는 부모가 흡연자인 경우가 많아서 부모의 흡연을 학습하면서 자연스럽게 흡연이 습관화됩니다. 이때 담배구입의 접근성이나 흡연 친구들과의 어울린 정도 및 부모의 방관 여부 등이 큰 영향을 줍니다.

친구나 선후배의 권유에 의한 경우에 또래 친구들과의 관계를 유지하기 위하여 흡연하므로 초기에는 흡연 빈도가 불규칙하지만, 점차 습관적으로 흡연을 하게 됩니다. 흡연 학생은 주변으로부터 좋지 않은 평가를 받는 학생으로 전락하게 되어 그 스트레스가 계속 흡연을 하는 요인으로 작용합니다. 흡연 학생은 흡연 학생들끼리 어울리게 되고 비슷한 또래 집단을 형성하여 청소년 비행은 물론 성인 범죄를 모방하는 단계로 이어지게 됩니다.

흡연 청소년은 흡연하기 이전에 비흡연 학생보다 자존감이 낮고 부모와의 불화, 반사회적인 특성 정도가 강했던 상태입니다. 이런 정체성이 흡연하게 만든 것입니다. 흡연하면서 자존감과 인내심은 더 낮아지고 사회에 대한 불만이 고조되고 부정적인 사고가 형성됩니다.

청소년 흡연은 자극 추구형과 부정적 정서 해소형의 두 가지로 구별할 수 있습니다.

자극 추구형	부정적 정서 해소형
·남자 청소년들에게 많음 ·일상의 권태와 스트레스 속에서 쾌감과 자극을 즉각적으로 얻기 위해서 충동적으로 흡연 ·외향성과 감각 추구, 새로움 추구, 그리고 충동성	·여성 청소년들에게 많음 ·우울과 불안, 스트레스 등 부정적인 정서를 해소하고 행복감을 얻기 위해 흡연 ·보통 흡연자들의 1/3 이상이 우울 호소

3) 청소년들의 흡연 행동 형성단계

요즘은 초등학교 1학년 때부터 흡연 예방 교육을 받기 때문에 담배가 몸에 해롭고 중독성이 있다는 것을 학생들이 알고 있습니다. 그런데도 흡연을 하는 이유는 흡연으로 인한 신체적 위해성을 경험하지 못했을 뿐만 아니라, 담배에 대한 호기심과 스트레스가 흡연의 위해성에 대한 지식보다 더 크게 작용하기 때문입니다. 즉 흡연의 충동 욕구를 자제할 수 있는 능력이 없기 때문입니다. 한편으로는 흡연의 충동 욕구를 자제할 수 있는 능력이 없기도 하지만, 흡연에 대한 욕구 때문에 흡연의 위해성을 애써 외면하는 확증편향 때문이기도 합니다.

청소년들의 흡연 행동 형성은 다음과 같이 4단계로 이루어집니다. 첫째, 흡연 충동 단계입니다. 호기심이 강한 청소년들이 부모나 주변 성인들이 흡연하는 모습과 늘 접하는 담배광고를 보고 흡연에 대한 충동을 느끼는 단계입니다.

둘째, 흡연 경험 단계입니다. 담배에 대한 호기심을 친구들과 어울리면서 담배의 맛을 느껴보는 것입니다. 이때 친구의 영향이 가장 크게 작용하며 어른이 없는 집에서 혼자 있을 때 흡연 충동은 행동화됩니다.

셋째, 재흡연 경험 단계입니다. 한 번 피워본 친구들끼리 어울리면서 같이 할 수 있는 것들을 찾는 것이 흡연입니다. 흡연 횟수가 증가하기는 하지만 규칙적인 흡연습관이라고 볼 수는 없는 단계입니다. 이 시기에는 담배가 있을 때만 피우고 특별한 흡연 욕구가 없기 때문에 일부러 사지는 않으며 아직 니코틴 금단증상을 경험하지 않습니다.

넷째, 흡연습관 단계입니다. 규칙적인 흡연이 이루어지는 단계로 흡연 또래 집단이 공고화되고 흡연이 즐거움으로 인식되는 니코틴 중독 단계입니다.

4) 청소년의 흡연습관과 니코틴 의존의 특징

청소년의 경우는 학교생활 때문에 일반성인과 달리 흡연 행동에 구속을 받게 되어 니코틴 의존의 특징이 성인과 다릅니다. 즉 초등학생이나 중학생의 경우 나이가 어려서 적은 양의 담배를 피우더라도 니코틴 의존이 될 확률이 매우 높습니다.

학생들의 경우 주로 점심시간을 이용하여 흡연하고, 방과 후에 흡연량이 급격히 증가합니다. 성인들처럼 니코틴 반감기가 적용된다고 볼 수 없습니다. 따라서 청소년의 니코틴 중독에 대한 진단은 '매일 1개 이상 담배를 피우는가?'에 달려 있습니다. 즉 성인 흡연자의 경우 1일 흡연량이 니코틴 의존과 관계가 깊지만 청소년의 경우는 '매일 흡연하는 기간'이 길수록 니코틴 의존성이 높다고 할 수 있습니다.

4. 청소년 흡연 예방 교육

1) 흡연 예방 교육의 현주소

청소년 흡연 예방 교육은 학교보건법 제9조(학생의 보건관리)에 법적 근거를 두고 있습니다. '학교의 장은 학생의 신체발달 및 체력증진, 질병의 치료와 예방, 음주·흡연과 약물 오용(誤用)·남용(濫用)의 예방, 성교육, 정신건강 증진 등을 위하여 보건교육을 하고 필요한 조치를 하여야 한다.'고 명시되어 있습니다.

우리나라는 1999년부터 청소년 대상 흡연 예방 및 금연사업을 시작했습니다. 그러나 학교 흡연 예방 교육이 확산되기 시작한 것은 2010년 전후로 보면 됩니다. 부족한 예산으로 보건소 주도로 추진하다 보니 대부분 한 학교에 1시간 방송강의에 의존하는 제한된 교육이 될 수밖에 없었습니다.

2013년부터 흡연 예방 교육환경의 정착을 위한 금연선도학교를 운영하여 전체 학교의 10%에서 학교 흡연 예방 프로그램을 진행했습니다. 2015년 상반기까지는 대부분 보건소 중심으로 흡연 예방 교육이 추진되었고, 하반기부터 담배가격 인상으로 확보된 재원을 학교에 지원하여 모든 학교에서 흡연 예방 교육을 추진하고 있습니다.

2012년에 중고등학교 흡연 학생을 대상으로 한 금연교육 프로그램인 END(Experience New Day)가 개발된 데 이어, 2014년에는 초등학생을 대상으로 하는 Junior END가 개발·배포되었습니다. 2016년에는 초·중·고등학생들을 대상으로 한 흡연 예방 표준 프로그램인 SENSE(Simple Easy New Smoking prEvention)가 개발되었습니다.

흡연 예방 교육의 조기교육 필요성으로 유아를 대상으로 한 흡연 예방 교육 교재가 여성가족부를 중심으로 2009년 개발되었으나, 일부 교육기관에서 한시적으로 사용되었습니다. 그러다가 2015년부터 국가금연지원센터에서 누리과정과 연계한 유아 흡연 예방 교육 프로그램과 교육 자료를 개발하고, 전국적으로 배포하여 형식적으로는 초등학교부터 고등학교까지 흡연 예방 프로그램이 운영될 수 있는 기반을 갖추었습니다.

2) 흡연 예방 교육의 내실화 방안

흡연 예방 교육의 내실화를 다지기 위하여 몇 가지 생각해 볼 점이 있습니다.

첫째, 흡연 예방은 조기교육이 되어야 합니다. 초등학교 3학년 이전에 흡연을 경험한 학생이 12.5%입니다. 이처럼 조기에 흡연을 경험한 청소년은 고학년이 되면 지속적인 흡연자가 됩니다. 따라서 유치원과정부터 흡연 예방 교육이 의무화되어야 하며, 초등학교 저학년 때 흡연에 대한 올바른 지식을 함양할 수 있도록 조기교육이 필요합니다.

둘째, 눈높이 교육이 되어야 합니다. 초등학생의 경우는 1학년부터 6학년까지 외적으로나 내적으로 차이가 큰데도 불구하고 전 학년을 대상으로 방송교육을 하는 학교도 있으며, 인원수가 적다고 전교생을 대상으로 한 번에 집합 교육을 하는 학교가 아직도 존재합니다. 가급적 교실 수업을 진행해야 집중력을 높일 수 있고 체험교육도 가능합니다.

셋째, 학생 중심의 집중 프로그램을 운영해야 합니다. 호기심 많은 학생들의 궁금증을 해소할 수 있도록 학생중심의 참여수업이 가능해야 합니다. 특히 중학교 1학년 때 흡연 시작이 눈에 띄게 증가하므로 초등학교 6학년과 중학생을 대상으로 한 집중교육 프로그램을 운영해야 합니다.

넷째, 재미와 행사 위주의 교육이 되어서는 내실화를 기대할 수 없습니다. 최근 금연 도전 골든 벨, 연극, 인형극, 마술 같은 다양한 흡연 예방 교육이 진행되고 있습니다. 교육의 다양성 측면에서 바람직한 부분도 있습니다. 이런 다양한 교육이 강당에서 대규모의 집합 교육인 ppt 강의보다 흥미를 유발하는 등 긍정적인 측면도 있습니다. 그러나 비전문가에 의한 잘못된 정보를 전달하거나, 지나치게 흥미 위주의 교육으로 흐르는 경향이 있어 균형 있는 선택적 교육이 필요합니다.

다섯째, 흡연 청소년의 금연교육 프로그램을 현실에 맞게 개발되어야 합니다. 흡연 학생들은 타인의 말을 경청하는 자세도 찾기 힘들고, 읽고 쓰는 것도 관심이 없습니다. 자존감이 낮기 때문에 참여의식도 결여 되어 있습니다. 따라서 직접 체험을 통하여 스스로가 금연하고자 하는 마음을 다질 수 있는 체험교육 중심으로 진행되어야 합니다.

여섯째, 교사가 금연을 실천해야 합니다. 학교 금연교실을 진행할 때 가장 곤혹스러운 부분이 흡연 학생들이 교사들의 흡연을 지적합니다. '담배가 그렇게 나쁜데 왜 선생님은 담배를 피웁니까?' '선생님이 금연하면 저도 금연 할게요.' 와 같은 주장을 합니다. 다른 직업과 달리 교사는 제자에게 본보기가 되어야 하는데 흡연 학생들에게 '초록은 동색' 이라는 이미지를 심어주는 것이 과연 옳은 일인가 생각해 볼 일입니다. 청소년 흡연 예방 차원에서 흡연자는 교사 임용에서 불이익을 주는 제도를 도입하는 방안도 논의해야 합니다. 물론 반대 여론도 높겠지만 미래의 꿈나무를 양성하는 지도자의 덕목을 평가하는 차원에서 검토할 필요가 있습니다.

일곱째, 학생의 교내 흡연을 철저하게 지도 단속해야 합니다. 흡연율이 높은 학교에서는 담장 주변에서 교사가 학생들의 흡연을 목격하고도 모르는 척하는 것이 현실입니다. 방관자적 자세에서 흡연학생을 규제하고 올바른 방향으로 인도하는 적극적인 예방 교육에 힘써야 합니다.

여덟째, 청소년 흡연은 인성교육의 실패에서 오는 결과입니다. 가정폭력, 음주문화와 같은 사회 전체의 부작용에 따른 것입니다. 따라서 가정에서부터 올바른 가치관과 인격이 형성되도록 자율성을 보장해 주고 사회에서는 성인중심의 퇴폐적인 환경을 정화하여야 합니다. 그래야 건전한 청소년 문화가 형성되어 흡연율이 낮아집니다.

3) 흡연 유혹을 거절하기 위한 자기주장 훈련

청소년에게 집은 잠을 자는 호텔과도 같습니다. 아침 일찍 집을 나와 저녁 늦게 귀가하므로 가족과 함께 있는 시간보다 또래 친구들과 함께하는 시간이 더 많습니다. 따라서 흡연도 또래 친구의 영향을 받게 됩니다. 특히 요즘은 외톨이가 되지 않기 위해서 또래 친구들의 그릇된 행동을 쉽게 받아들이고, 같이 어울려 다니는 것이 일상화되어 있습니다. 이로 인해서 흡연이 시작되며, 친구가 담배를 권할 경우 거절하기가 쉽지 않습니다.

유약한 청소년에게 친구의 권유를 적절하게 거절하는 방법이 평소 훈련이 되어 있어야 흡연을 예방할 수 있습니다.

자기주장 훈련이란 다른 사람과의 의사소통에서 상대방을 불쾌하게 하거나 권리를 침해하지 않는 범위 내에서 자신의 권리, 욕구, 감정, 생각이나 의견을 직접 표현하는 행동을 말합니다. 청소년이 자기주장 훈련을 명확히 할 수 있도록 주장 행동이 비주장 행동과 어떻게 다른지 분명하게 구별할 수 있어야 합니다.

<주장행동과 비주장행동의 차이>

구분		주장 행동	비주장 행동
행동의 특징		자신의 욕구, 권리 표현	자신의 욕구, 권리 표현을 하지 못함
		정서적으로 정직하고 직접 표현	정서적으로 정직하지 못하고 간접적으로 표현
		자기 지향적	자기 부정적
		인간적 권리를 유지하나 타인의 권리를 침해하지 않음	타인에게 인간적 권리를 침해하도록 허용함
행동을 하고 자신이 느끼는 감정		좋은 감정, 확신감	불안, 자기에 대한 실망과 뒤늦게 분노
타인이 느끼는 감정		존경	안달, 초조, 동정, 연민
결과		목표성취	바라는 목표를 성취하지 못함

자기주장 훈련은 흡연상황에서 상대방의 인격을 존중하면서 흡연에 대한 자기의 생각과 감정을 적절한 방식으로 표현하도록 도와주는 것입니다.

담배를 피우러 가자고 권유하거나 흡연을 하면서 같이 흡연할 것을 권유할 때 청소년들은 바로 거절하지를 못합니다. 대개 자신의 의견을 명확하게 말하지 못하고 우물쭈물하면서 시간을 보내다 보면 어느새 손에 담배가 있게 마련입니다. 따라서 평소 거절 연습이 잘되어 있어야 망설이지 않고 흡연의 유혹을 바로 거절 할 수 있습니다.

■ **자세**
- 눈을 똑바로 쳐다 보고 말합니다.
- 강하고 분명한 목소리로 말합니다.
- 길게 설명하지 말고 간단하게 말합니다.

■ **거절 표현하기**
- 싫어, 난 담배 안 피워!
- 나는 담배 냄새나서 싫어!
- 나는 담배 끊었어!

■ **대안 제시와 함께 거절하기**
- 담배 한 번만 피워보자
    → 힌번 피우면 중독된다. 담배 대신 운동하자!
    → 담배 피우는 것보다 맛있는 것 먹자!
    → 그럴 시간 없어, 나 지금 할 일이 많아!
- 같이 담배 피우러 가자
    → 나 담배 끊었어, 이제 담배 피우자고 하지 마!
- 같이 PC 방 가자
    → 오늘은 밖에서 운동하자!
- 담배 피우는 장소에 있게 되었을 때

→ '냄새만 맡아도 기침이 나온다.'며 흡연 장소를 피합니다.
→ '나 급한 일이 생겼다.'며 자리를 피합니다.

4) 청소년 흡연 교육에서 주의해야 할 사항

흡연 예방 교육의 대상자는 유아부터 청소년이 주 대상이 됩니다. 유아, 어린이는 감수성이 매우 예민합니다. 따라서 흡연 예방 교육이 자칫 그릇될 경우 그 부작용 또한 교육 대상자에게 큰 상처가 됩니다. 간혹 금연지도사가 유치원 또는 초등학교 저학년 수업을 하면서 혐오스러운 그림을 보여줘 집에 가서 '무서웠다.'고 해서 학부모가 학교 보건실에 문제를 제기하는 사례도 있습니다. 저자가 처음 흡연 예방 교육을 시작한 2001년에는 담배 물과 수돗물 비교실험을 하면서 금붕어를 사용했습니다. 그 당시만 해도 이런 실험이 아무런 문제가 되지 않았지만, 지금은 문제가 될 수도 있습니다. 따라서 아무리 좋은 의미에서 진행되는 교육이라도 누군가에게 상처를 주는 교육이라면 바람직하지 않습니다. 이런 일이 없도록 예방 차원에서 몇 가지 주의사항을 기술합니다.

첫째, 연령대에 맞는 교육을 해야 합니다. 우선 초등학교에서는 교실 수업 또는 학년별 수업이 가장 바람직합니다. 불가피하다면 1·2학년과 3·4학년, 5·6학년과 같이 3단계로 나누어 맞춤형 교육을 진행해야 합니다.

둘째, 지나친 겁주기 식 교육은 바람직하지 않습니다. 혐오스러운 그림이나 '흡연을 하면 곧 죽는다.'는 식의 표현은 자제해야 하며, 사실과 다르게 과장해 교육하는 것을 지양해야 합니다.

셋째, '흡연 청소년은 불량 청소년'이라는 인식을 금지해야 합니다. 흡연 청소년은 가정환경이나 정서 결핍 등 어려운 환경에 처한 경우가 많아서 피해의식을 가지고 있습니다. 이것 또한 어른들의 잘못인데 교육시간을 통해서 흡연자를 매도하거나 공격하는 것은 어려운 환경에 있는 학생에게 또 한 번 상처를 주게 됩니다. 청소년 흡연은 오직 담배회사의 잘못된 광고 때문에 발생한 희생자로 하면 좋습니다.

제9장

흡연과 정신건강

1. 스트레스 받는다고 담배 피우시나요?

일상적으로 사용하는 '열라' '아! 짜증 나' '왕짜증' 같은 표현은 모두가 내적으로 화가 남을 표시하는 것입니다. 우리나라 사람들이 자주 사용하는 외래어 중 1위가 스트레스(stress)라고 합니다. 이처럼 스트레스라는 말을 입에 달고 사는 것이 현대를 살아가는 대부분 사람의 모습입니다. 대화하다가도 언성이 높아지거나 손동작이 커지는 것도 스트레스의 표현입니다. 성별, 나이를 떠나 나날이 복잡해지는 사회구조와 경제적인 쪼들림, 과도한 업무, 학업, 대인관계에서 오는 어려움 등으로 인하여 현대인들은 누구나 스트레스를 경험하며 살아가고 있습니다.

적절한 스트레스는 우리의 생활에 활력을 주고 생산성과 창의력을 높일 수 있으나, 스트레스가 없는 상황이 쭉 이어진다면 생활의 변화를 기대할 수 없고 그날이 그날일 것입니다. 따라서 스트레스는 삶의 질을 높여주고 열심히 살아온 나를 만족시켜 주는 동기부여가 되는 방아쇠와 같은 역할을 합니다. 이처럼 스트레스에는 긍정적 혹은 부정적 생활사건 모두가 포함될 수 있으나, 대부분의 경우 부정적인 측면만을 내세워 신세 한탄과 남의 탓으로 돌리는 악순환이 계속되곤 합니다.

우리나라 성인 흡연자의 30% 정도가 스트레스 때문에 흡연하고 있으며, 금연이 어려운 이유에 대하여 50% 정도가 스트레스를 꼽았습니다.

담배를 피우지 않으면 정서불안으로 일이 손에 잡히지 않고 짜증을 내는 것도 다반사입니다. 그렇다면 흡연과 스트레스는 어떻게 작용할까요?

2. 흡연은 스트레스의 노예가 되는 지름길입니다.

결론부터 말하면 스트레스 때문에 흡연을 하는 것이 아니라 흡연을 해서 스트레스를 받고, 스트레스가 주기적으로 생겨서 부정적 감정이 증가하게 됩니다. 이런 현상의 근본적인 이유는 니코틴의 반감기 때문입니다.

담배 한 개비를 피우게 되면 체내에 니코틴이 충전된 상태로 되고, 시간이 지나면서 니코틴이 처음 충전된 것의 50%로 줄어들게 되면 흡연 욕구가 시작됩니다. 이때 즉시 담배를 피우지 않으면 계속해서 뇌로부터 흡연을 지시받게 되는데, 이러한 지시는 담배를 피울 때까지 지속합니다. 즉 담배를 참고 있는 시간이 스트레스를 받는 시간이고, 이런 상황이 온종일 반복되는 것입니다. 흡연 이후 30분이 지나면 다시 흡연 생각이 나지만 백수가 아닌 이상 30분마다 곧바로 흡연할 수는 없습니다. 담배를 참는 데도 한계가 있고 결국 30분 정도 참다가 흡연을 합니다. 그래서 흡연자의 60% 정도가 하루 흡연량이 20개비(1갑)가 되는 것입니다.

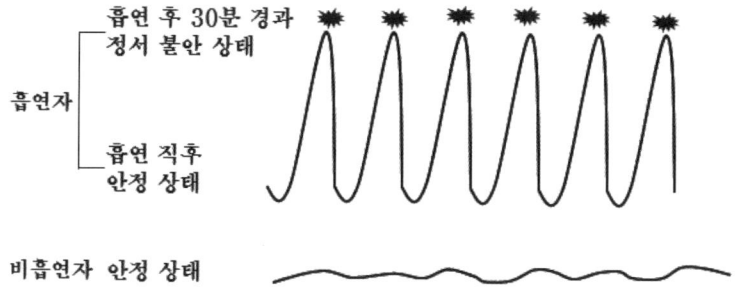

<흡연자와 비흡연자의 스트레스>

우리나라 성인 흡연자의 하루 흡연량은 21.5개비입니다. 즉 흡연자는 흡연 욕구를 느낄 때 스트레스를 받고 흡연한 이후 곧바로 스트레스가 해소되는 현상을 하루에 21.5번 반복하게 됩니다. 이처럼 정서불안에 의한 스트레스가 반복되면 심리적 불안감에 사로잡히게 되고 이런 일들이 반복되면 부정적 사고가 형성됩니다.

3. 청소년의 자존감을 무너뜨리는 것이 흡연입니다.

전술한 바와 같이 흡연은 부정적 사고를 형성하게 하는 고약한 습관입니다. 또 하나의 돌이킬 수 없는 습관이 소극적 행동입니다. 소극적 행동을 가져오는 첫째 행동은 청소년들이 담배를 손에 넣는 과정은 참으로 비겁합니다. 부모님 담배를 몰래 한두 개비 빼내는 것입니다. 흡연자 부모를 둔 경우에는 아주 일상적인 방법입니다. 또 다른 방법은 친구한테 얻어 피우는 방법인데 청소년의 경우 담배가격이 비싸기 때문에 공짜가 없습니다. 어떤 방법으로든 대가를 치러야 하는 것입니다. 아니면 편의점에서 눈치를 봐가며 거짓말을 해야 담배를 손에 넣을 수 있습니다. 이런 과정에서 손버릇이 나빠지고 거짓말을 하면서 죄책감을 느끼게 됩니다.

둘째는 흡연과정입니다. 청소년은 선생님이나 부모님의 눈을 피해서 흡연을 해야 하는데, 눈을 피해서 흡연하는 장소가 후미진 곳이며 지저분하고 어두운 장소입니다. 그뿐만 아니라 흡연하는 동안 감시자를 세워 놓기도 하는 등 떳떳하지 못한 행동으로 일관하게 됩니다.

셋째는 흡연 이후 느끼는 죄책감입니다. 흡연 이후 냄새를 걱정하기 때문에 청소년들의 경우는 냄새가 적은 전자담배나 가향담배를 선호합니다. 그리고 흡연을 한 직후에는 흡연 사실을 감추기 위해서 비흡연자와 대화하기를 꺼리게 됩니다. 이와 같은 일련의 행동이 반복됨으로써 청소년들의 생기발랄하고 씩씩한 행동을 억제되고 소극적 행동으로 변하게 합니다. 결국은 가랑비에 옷 젖듯이 부정적인 사고와 소극적인 행동이 습관화되어 자존감이 낮아지게 됩니다.

흡연 청소년들에게 공통으로 나타나는 행동이나 태도는 어떨까요? 낮은 자존감, 낮은 인내심, 성취감 저하, 학업 스트레스, 부모와의 불화, 만성적인 불행감, 반사회적 태도, 지나친 자극 추구, 우울감, 약물 중독 가능성 등입니다. 물론 흡연하기 이전에 자존감이 낮고, 학업 스트레스와 부모와의 갈등이 있는 청소년이 흡연할 확률이 높지만 흡연을 지속함으로 이러한 경향이 점점 강해져 돌이킬 수 없는 상태로 굳어집니다.

4. 흡연 청소년이 꿈을 키워갈 수 있을까?

왜 청소년 흡연 예방 교육이 중요하다고 할까요? 물론 청소년기에 흡연하면 중독성이 심하고 평생 흡연자로 살아가야 하기 때문에 예방 교육이 중요합니다. 더 중요한 것은 두뇌 성장에 지장을 초래하기 때문입니다. 따라서 청소년기의 두뇌 성장에 대하여 설명합니다.

1) 청소년의 뇌는 재구성 시기여서 이해가 필요합니다.

인간의 뇌는 크게 3층 구조로 이루어져 있습니다. 제일 아래층인 지하층이 뇌간인데 생명을 유지하는 역할을 합니다. 집에 비유하면 지하 1층으로 심장이 뛰거나 호흡을 하거나 체중을 조절하는 기능을 담당합니다.

1층은 변연계입니다. 영유아기, 아동기, 사춘기에는 변연계가 왕성하게 발달합니다. 변연계는 감정을 거의 주관하기에 '감정의 뇌'라고도 부릅니다. 또 기억, 식욕, 성욕도 주관합니다.

뇌의 맨 위층인 2층은 전두엽입니다. 전두엽은 말과 글을 배우고, 생각하고, 판단하고, 우선순위를 정하고, 정리·정돈하고, 감정이나 충동을 조절하는 일을 하는 중요한 부위입니다. 즉 우리가 보고 듣는 모든 내용은 후두엽에 일시적으로 입력되어 전두엽으로 보내지면 전두엽에서 분류하고, 판단력과 창의력을 발휘하는 기능을 하고, 감정을 조절하는 역할을 수행합니다. 그런데 이러한 중요한 전두엽이 초등학교 4~5학년 때 가 완성 되었다가 1~2년 뒤에 재구성에 들어갑니다. 재구성 정도를 건축으로 비유하면 10평짜리 집을 30평으로 확장하는 정도의 수준입니다. 30평으로 확장하기 위해서는 설계부터 시작하여 철근과 시멘트 구조 및 칸막이까지 모든 공사를 새로 해야 하듯이, 뇌의 재구성에는 매우 큰 변화가 일어납니다. 따라서 이 시기에 청소년들이 좌충우돌하는 행동을 부모들은 도저히 이해할 수가 없는 것입니다. 오죽하면 '중2병'이라는 용어가 생겼겠습니까. 그럼 이런 재구성은 언제 완성될까요? 여성의 경우에는 24세에 완성됩니다. 그러나 남성의 경우는 여성보다 늦은 나이에 완성되어 이르면 27세 늦으면 30세가 되어야 완성됩니다.

2) 재구성 시기에 행동과 태도는 어떨까요?

흔히 중학교 학생을 둔 엄마들은 자녀들의 행동을 도저히 이해할 수가 없습니다. 특히 딸이 사춘기가 되어 말도 없고 사소한 일에도 버럭 화를 내고, 때로는 꿀 먹은 벙어리가 되어 부모와 담을 쌓고 있을 때 답답함을 이루 말할 수 없습니다. 어른들은 도저히 이런 행동을 이해할 수 없는 것이지요. 이 또한 전두엽이 재구성되는 과정의 하나라고 생각하면 될 것이며, 재구성되는 시기의 특징은 다음과 같습니다.

첫째, 한 번에 한 가지만 생각합니다. 재구성 확장공사를 하면서 뇌세포의 연결망이 과잉 생산되고, 뉴런과 시냅스의 연결이 굉장히 많이, 빠른 속도로 일어납니다. 연결망이 과잉 생산되면서 회질은 일 년에 두 배나 증가하고, 뉴런과 연결되는 시냅스가 너무 많아서 다면적인 사고를 잘 못 합니다. 사춘기에는 뇌세포의 회질이 일 년 사이에 두 배나 증가하는데 이때 경험을 하는 뇌세포는 강화되어 남고, 경험하지 않은 뇌세포는 소멸됩니다. 그래서 사춘기에 다양한 경험을 하면, 성인이 되어 다양한 상황에서 상황 판단에도 능하고 대처능력도 뛰어납니다.

둘째, 감정 기복이 심합니다. 사춘기에는 감정과 기억, 욕구 등을 관장하는 변연계가 한층 예민해집니다. 신경전달 물질인 세로토닌이 아동기나 성인기보다 40%나 적게 생성됩니다. 감정 기복을 완화시켜 주는 세로토닌이 적게 생성되어 감정 기복이 심하고, 수면도 불규칙해집니다.

셋째, 충동적이고 절제하지 못합니다. 사춘기의 뇌는 '피냐스 게이지의 뇌'라고 부르기도 합니다. 피냐스 게이지라는 사람이 공사현장에서 쇠파이프가 머리를 관통하는 사고로 전두엽에 큰 손상을 입었는데, 사고 이후로 사고가 나기 전과는 완전히 다른 사람으로 변하여 늘 문제를 일으키고 이상한 행동을 한 사람의 이름을 딴 것입니다. 좀 과장되기는 했지만 청소년기의 행동이 이처럼 좌충우돌하는 것을 이해하여야 합니다.

3) 흡연이 전두엽에 미치는 영향

두뇌는 모든 부분이 중요합니다. 하지만 특히 전두엽의 기능은 매우 중요한데 흡연이 전두엽에 미치는 영향은 어떨까요? 흡연하면 니코틴은 뇌의 보상경로에서 작용하는 핵심적인 신경전달물질인 도파민 분비체계를 자극해서 쾌감을 느끼게 합니다. 그러나 이 쾌감은 일시적인 것이라서 뇌는 그 쾌감을 반복적으로 느끼려고 반응합니다. 이것이 중독입니다. 이처럼 니코틴에 중독된 뇌는 전두엽의 인식기능과 관계된 시냅스의 구조를 변화시키게 됩니다. 특히 어린 나이에 흡연할수록 대뇌피질의 두께가 더 얇아진다는 것이 이미 밝혀졌습니다.

흡연은 뇌의 두께가 얇아지고 언어능력, 사고력, 기억력, 인지력, 정보전달력을 떨어뜨리는 원인이 됩니다. 또한 흡연은 감정조절 능력을 저하시켜 감정과 충동성, 공격성 등 자살과 관련된 심리상태를 악화시키게 됩니다. 특히 우울감은 자살을 유발하는데 상당한 영향을 미치게 됩니다. 또한 흡연은 숙면을 취 할 수 없게 되어 수면 부족 현상을 유발합니다.

이렇게 청소년기에 타격을 받은 두뇌가 온전하게 성장할 수 있을까요? 청소년들이 이른 새벽부터 밤늦게까지 공부하는 것은 미래에 좀 더 나은 조건에서 생활하고, 자신의 꿈을 실현하기 위한 것인데, 흡연으로 얼룩진 두뇌를 통하여 창의적 활동이 가능할까요? 즐거운 마음으로 학교생활을 할 수 있도록 감정조절 기능이 제대로 작동할까요? 물론 대답은 비흡연자에 비교하여 창의력, 판단력, 감정조절 능력 등이 떨어지게 됩니다.

제10장

금연 방법

1. 구박받는 나! 한심하지 않은가요?

　우리나라에 담배가 들어온 시기를 1608년으로 본다면 410년이란 세월이 지났습니다. 그동안 담배가 친구처럼 늘 함께했고, 서민의 시름을 달래주었고, 술자리에는 어김없이 또 한 명의 단골손님으로 자리를 함께했습니다.

　담배가 몸에 해롭다는 인식이 퍼지면서 민간단체의 금연운동이 시작되는 1988년 이전까지 흡연은 언제 어디서나 생활의 일부였고, 기호품으로 생각하고 즐기는데 아무런 규제도 죄의식도 없었던 것입니다. 흡연을 위해서 흡연구역을 찾는 일은 상상할 수도 없었고, 반대로 담배 피우는 사람을 힐끗힐끗 쳐다보며 인상을 찡그리는 사람도 없었습니다.

　흡연자에게 호 세월은 끝나지 않았는가요? 2011년 금연구역과 흡연구역이 공존하던 제도에서 흡연구역이 폐지되고 시설 전체를 금연구역으로 지정하면서 비흡연자의 권리보호를 위한 환경이 크게 변했습니다. 반대로 흡연자는 눈칫밥을 먹어야 했습니다. 가정에서는 제발 담배 끊으라는 성화가 이어졌고, 직장에서는 담배 피우고 나서 으레 입안을 가글하는 습관이 생겨났고, 병원에 가면 의사는 '건강을 위해서는 금연 하세요.'하고 일침을 가하고 있습니다. 어딜 가나 흡연자는 구박 받는 신세가 되었습니다.

2. 이젠 담배와 이별할 시간이 되었습니다.

WHO는 전 세계에서 흡연으로 인한 사망자 수가 연간 600만 명으로 추산하고 있으며, 2030년에는 800만 명으로 늘어날 것으로 예상했습니다. 우리나라의 경우 흡연인구 1200만 명, 연간 6만 명이 흡연으로 인한 암, 심혈관계 질환 등으로 사망하고 있습니다. 이는 우리나라 2015년 교통사고 사망자 수 4621명의 13배나 됩니다.

보건복지부와 질병관리본부의 2016년 국민건강영양조사에 따르면, 19세 이상 전체 성인 흡연율은 2016년 23.9%로 전년보다 1.3%포인트 상승했습니다. 성별로 보면 남자 흡연율은 40.7%로 1.3%포인트, 여자 흡연율은 6.4%로 0.9%포인트가 올랐습니다. 관계 부처에서는 담배가격 인상과 담뱃갑 경고 그림 적용 이후 하락했던 흡연율이 오른 것은 요요현상에 불과하다고 합니다만, 흡연자들에게 완전한 금연 의지를 심어주기에는 금연정책이 미흡하였다고 판단하고 있습니다. 하여 담배가격을 추가 인상하고 경고 그림도 더 자극적인 그림으로 확대 적용해야 한다는 지적이 나오고 있습니다. 따라서 앞으로도 흡연자를 옥죄는 정책은 계속될 것입니다.

의학기술이 발달하면서 담배에 대한 위해성이 과학적으로 증명되고 있습니다. 흡연은 자신만의 문제가 아니라 대를 이어서 상속되기 때문에 흡연하는 부모 잘 못 만나서 태어날 때부터 장애를 가진다거나 청소년 시기에 흡연을 시작하여 잘못된 자아를 가지게 된다면 그 얼마나 슬픈 일인가요.

건강증진개발원 금연이슈리포트 2014년 자료에 의하면 흡연자들의 금연을 도와주는 다양한 금연서비스로는 43개 국가에서 상담 전화를, 49개 국가에서 금연클리닉을, 30여 개 국가에서 약품을 지원하고 있습니다. 전 세계적으로 금연을 위하여 지원을 확대하는 이유가 무엇일까요? 질병 없는 삶을 살아가도록 지원하기 위함입니다. 즉 100세 시대에 행복한 삶을 위해서입니다. 금연은 흡연하는 자신과 가족의 행복한 삶을 위한 시작이라는 것을 명심해야 합니다.

금연을 서두를수록 회복이 빠릅니다. 35세 이전에 금연하면 흡연으로 인한 수명 단축을 거의 예방할 수 있습니다. 불행하게도 우리나라 흡연율은 30대에서 가장 높고 그다음이 40대입니다. 반면에 나이가 많을수록 금연계획 비율이 높습니다. 흡연 경력이 길수록 회복하는데 시간이 더 필요할 뿐만 아니라, 나이가 들면 들수록 우리 몸은 노화가 진행되어 회복하기가 어려워서 금연효과는 낮아집니다. 따라서 30, 40대도 망설이지 말고 금연 결심을 굳혀야 할 때입니다.

1) 직장마다 금연 열풍이 불고 있습니다.

매년 노사 갈등으로 투쟁을 외치고 파업으로 지역 경제를 좌지우지하는 직장에서도 노사합동 금연 캠페인을 벌이고 '금연 서포터즈' 활동에는 한마음입니다. 제약회사와 식품회사는 오래전부터 금연치료를 시작하여 남성 직원의 흡연율을 20% 내외로 유지하고 있습니다.

우리나라에서 금연직장의 대표적인 기업은 금호그룹입니다. 1986년 우리나라에서는 처음으로 사내 금연을 추진하였으며, 1997년 취업시즌을 앞두고 입사지원자를 대상으로 흡연 여부를 묻고 흡연자들은 채용하지 않을 방침임을 분명히 했습니다. 전 박성용 회장은 평소 '흡연은 개인 문제이지만 흡연자를 승진시키지 않을 권리는 내게 있다.'고 한 말은 당시 흡연자들에 금연 동기를 갖기에 충분했습니다. 이뿐만 아니라 신입직원은 입사할 때 금연서약서를 받는 등 금연운동을 적극적으로 추진했습니다.

또 다른 기업은 포스코입니다. 포스코는 매일 연속되는 안전사고의 원인이 흡연에 있다고 판단하여 2000년 초부터 포항·광양제철소를 중심으로 꾸준히 금연정책을 펼쳐왔습니다. 상급자가 담배 피우는 직원을 관리하는 금연 책임 관리제를 시행해 작업장에 담배와 라이터를 반입하지 못하게 했고, 소변검사를 통해 코티닌을 측정하여 금연에 성공한 직원에게는 금연인증서를 줬습니다. 2009년 정준영회장은 전직원 금연을 목표로 서울 대치동 포스코 센터를 '그린 빌딩'으로 선포하고 '흡연율 제로'를 추진했습니다.

금연 캠페인의 방법도 다양합니다. 금연 성공자에게 100만 원 포상금을 지급하는 한국콜마를 비롯하여 많은 회사에서 포상금을 지급하고, 반대로 사내 흡연 발견 시 해당 팀에게 상여금을 차등 지급하는 연좌제를 도입한 회사도 있습니다. 이처럼 흡연자들은 직장에서 점점 찬밥 신세가 되어가고 있습니다.

반대로 흡연자에게 관대한 회사가 있지요. 바로 담배를 제조·공급하는 KT&G 같은 회사입니다. 흡연자를 배려해서 곳곳에 소파와 재떨이가 마련된 흡연실이 있습니다. 나는 죽어도 흡연을 해야겠다는 무모한 고집을 가진 흡연자라면 담배를 제조하거나 판매하는 직업에 종사하면 대접을 받을 듯합니다.

3. 금연도 준비를 해야 성공합니다.

1) 금연 성공의 필수조건은 금연 의지력입니다.

　니코틴 중독의 굴레에서 벗어나기 위한 방법이 다양하듯이 금단증상을 완화시키는 방법도 다양합니다. 그러나 가장 기본적이고 필수적인 것은 금연을 하고자 하는 흡연자의 의지력입니다. 매년 성인 흡연자의 50% 이상이 금연을 시도하지만, 성공률은 2% 이내입니다. 살아가면서 의지력이 없이는 아무것도 할 수 없는 것과 마찬가지로 금연을 하고자 한다면 금연 의지력이 필수적입니다. 금연에 성공한 사람의 92.9%가 자신의 의지력을 금연 성공의 첫 번째로 꼽았습니다. 금연 의지력은 어느 날 갑자기 나타나는 것이 아니라 금연 준비과정에서부터 나옵니다.
　금연 의지력을 강화하기 위해서는 먼저 자기성찰이 필요합니다. 눈을 감고 조용히 자신의 흡연 동기를 생각해 보는 것입니다. 잘 생각해 보면 흡연을 했을 때 자신이 어떤 환경이었는지 생각이 납니다. 그 시절 환경이나 안 좋은 감정이 있었다면 살아가면서 자신도 모르는 사이에 그 감정에 얽매어 살게 됩니다.
　사람은 누구나 초감정을 가지고 있습니다. 초감정은 대개 아동기에 환경이나 문화의 영향을 받아서 형성되기 때문에 사람에 따라 초감정은 다를 수밖에 없습니다. 그래서 의식하지 못하는 경우가 많습니다. 우리가 부적절한 행동을 습관적으로 반복하는 가장 큰 이유는 자신의 초감정을 의식하지 못하기 때문입니다. 그 동안 자신의 삶을 되돌아본다는 생각을 가지고 부모로부터 영향을 받은 자신의 감정이나 행동을 생각해 봅니다. 그리고 현재의 부적절한 행동이나 감정으로 표출된 것들이 부모로부터 영향을 받은 것인지 생각해 봅니다. 가령 사소한 일에도 격분한다든지, 슬픔에 잠긴다든지, 스트레스를 남의 탓으로 돌린다든지, 감정기복으로 인내심을 가지지 못하는 등 부정적 행동들이 나타난다면 분명히 초감정이 존재하는 것입니다. 초감정을 의식한다고 곧바로 변하지는 않겠지만 최소한 변화가 시작될 수는 있습니다. 자신의 마음속에 맺힌 감정을 찾아내서 시원하게 풀어내야 감정조절이 원만하게 됩니다.

그 다음으로는 흡연으로 인한 나의 이미지를 비롯하여 한 가정의 가장으로서 나의 의무 등을 생각해 보는 것입니다. 그래야 타인의 강요에 의한 것이 아니라, 자신의 자발적 동기에 의한 금연 의지가 형성됩니다. 금연한다는 것은 생활의 큰 즐거움을 빼앗기는 것이 아니라, 자기의 건강을 위하여 자진해서 그릇된 습관을 버리는 것입니다. 담배에 지배되지 않는 자유로운 인생을 스스로의 의지로 선택하는 것입니다. 따라서 자발적인 의지가 형성될 수 있도록 해야 합니다. 타인의 강요에 의한 금연은 성공률이 낮으며, 설령 금연에 성공했어도 머지않아 재흡연 가능성이 높습니다.

둘째는 금연 목적을 분명히 해야 합니다. 흡연자들이 금연을 계획하는 이유에 대해서는 82%가 개인 건강에 대한 우려 때문이고, 그다음이 비흡연자에 대한 영향을 염려해서입니다. 물론 금연 목적은 개인의 상황이나 연령대별 특성에 따라서 다양할 수 있습니다. 그러나 청소년의 경우 전두엽의 비정상적인 성장으로 인한 탈선예방, 감정조절 능력 상실 예방, 학업 성취도 달성을 위한 목적이 우선되어야 할 것입니다. 30대는 2세를 위해서, 40대와 50대는 자녀에게 흡연 학습을 심어주고, 대를 이어 흡연습관을 물려주는 것을 차단하기 위한 것을 금연 목적으로 정하면 좋을 듯싶습니다. 물론 흡연자 모두는 개인의 건강을 금연 목적으로 해야겠지요.

셋째는 금연 결심을 공개해야 합니다. 사람은 누구나 자기가 한 말에 대해서는 책임을 지려는 경향이 강합니다. 따라서 배우자를 비롯하여 직장동료, 자주 만나는 친구에게 금연 결심을 알려서 지지자들을 가급적 많이 확보해야 합니다. 더 좋은 방법은 금연 결심을 글로 써서 눈에 잘 띄는 곳에 붙이는 것이 좋습니다. 예를 들면 손 전화 커버, 화장실, 컴퓨터 모니터, 책상 위 같이 눈에 잘 띄는 곳에 금연 표지를 해 놓는 방법입니다. 한 직장에 금연교육을 갔더니 전 직원이 사용하는 사내식당 입구에 있는 화장실에 금연 서약서를 붙여 놓은 것을 보았습니다. 아마 100% 금연에 성공했을 것입니다. 아주 좋은 방법이라 강력하게 추천합니다.

넷째, 수면과 식생활을 적절히 조절해야 합니다. 수면이 부족하면 짜증이 나고 의지력이 약해집니다. 따라서 규칙적인 수면습관을 유지해야 합니다. 과식은 금물입니다. 금연을 하면 입맛이 좋아져서 식사량이 늘어나고, 담배 생각이 날 때마다 주전부리를 해서 과식을 하게 됩니다. 이럴 경우 역시 의지력이 약해지기 때문에 식사량을 적절히 유지해야 합니다.

다섯째, 심호흡을 규칙적으로 합니다. 심호흡을 집중해서 하게 되면 긴장이 완화되고 흡연 생각을 잊게 합니다. 성인기준으로 폐의 부피는 6리터이지만, 한번 호흡을 할 때 0.5리터 정도를 들이쉬고 내쉬게 됩니다. 최대로 숨을 들이켜면 3리터 까지 가능하지만, 처음 심호흡을 할 때는 평소의 2배인 1리터 정도로도 효과가 있습니다.

심호흡 방법은 4초간 코로 서서히 들이켜고, 4초간 머무른 상태를 유지하고, 4초간 입으로 서서히 내쉬면서 후~~~하고 소리를 내는 것입니다. 이른바 4·4·4 방법을 반복하면서 3분 정도 실행합니다. 이렇게 하면 정신이 집중되고, 긴장이 완화되면서 흡연욕구를 잠재울 수 있습니다. 아울러 몸속에 있는 활성산소도 없어지게 되니 일석삼조인 셈입니다.

 심호흡은 처음부터 원활하게 되지 않으니, 금연을 시작하기 일주일 전부터 연습해서 자연스럽게 할 수 있도록 해야 합니다. 심호흡은 내쉬는 호흡을 제대로 해야만 들숨을 길게 할 수 있습니다. 처음 할 때는 심호흡이 제대로 되는지 확인하기 위해서 한 손은 가슴에 얹고 다른 한 손은 갈비뼈 바로 밑 배에 올려놓고 합니다. 숨을 들이켤 때 가슴 윗부분이 불규칙하게 움직이면 비효율적인 호흡입니다. 가슴뼈 아랫부분의 배가 팽창하고 위장이 올라오는 느낌이 들면 올바른 횡격막 호흡을 하고 있는 것입니다.

 여섯째, 자기 칭찬을 매일 합니다. 금연은 초기 3일 동안이 가장 어려울 때입니다. 이 시기만 극복하면 조금씩 좋아집니다. 매일 밤 잠자리에 들기 전에 '오늘 하루 무사히 금연 했구나, 정말 장하다.'와 같이 자신의 노력에 대하여 칭찬을 합니다. 아무것도 아닌 것 같지만 하루를 되돌아보고 내일의 금연 의지를 다지는 시간이 됩니다.

2) 금연 시작일이 금연 성공을 좌우합니다.

 많은 흡연자가 매년 1월 1일부터 금연을 시작하고 작심삼일로 끝을 맺습니다. 이처럼 금연 시작일은 중요합니다. 통계청 '2016년 사회조사'에 따르면 금연실패에 대한 이유 중 스트레스가 55.1%, 기존에 피우던 습관 때문이 32.4%, 심한 금단증상이 7.2%, 다른 사람이 피우면 같이 피우고 싶어서가 4.9%입니다. 이처럼 스트레스에 의한 영향이 가장 큽니다. 따라서 금연 기간 중 스트레스 관리는 중요하기 때문에 초기 3일 동안 스트레스를 받지 않는 기간으로 선정해야 합니다. 예를 들면 회사의 결산 시기, 프로젝트를 진행하면서 특별히 결단이 필요할 때, 큰 걱정거리가 있을 경우, 연말연시, 모임이 줄줄이 계획되어 있는 기간 등을 피하는 것이 좋습니다. 학생이라면 시험 직전이나 논문 작성 기간 중을 피하는 것이 좋습니다. 저자가 권하는 금연 시작일은 금요일 오후입니다. 금요일 오후부터 시작하면 월요일 아침까지 60시간 동안 회사 업무에 신경을 쓰지 않기 때문에 스트레스를 줄일 수 있습니다. 아니면 결혼기념일, 생일과 같이 의미 있는 날로 정하는 것도 권장합니다.

3) 미리미리 준비해야 성공합니다.

흡연은 니코틴 중독이지만 생활습관이기도 합니다. 흡연자들이 말하는 '식후 땡'도 하나의 습관이기 때문에 생활습관을 바꿔야 합니다. 하는 일 없이 지내는 시간이 많을수록 흡연량은 증가합니다. 따라서 부지런히 움직이는 습관으로 바꿀 수 있도록 준비해야 합니다. 새로운 취미 생활을 시작하던지, 산책코스를 알아보든가, 무엇이든 움직일 수 있는 생활습관을 찾기 바랍니다. 직장에서 동료들과 점심을 마친 뒤에 한 손에는 커피를 들고 다른 한 손에는 담배를 들고 잡담하는 습관도 바꿔야 합니다. 식사 후에는 산책을 시작하던지, 아니면 바로 양치질을 하던지, 평소 흡연을 함께 하던 동료가 아니라 다른 동료와 함께 시간을 보내는 등 흡연과 관련된 행태를 바꿔야 합니다.

4) 너무 많은 정보를 수집하려고 애쓰지 마세요.

한 가지 병에 처방은 수만 가지이듯이 많은 사람이 금연을 시도하였다가 실패하였기 때문에 실패 경험담이 성공 경험담 못지않게 참으로 많습니다. 이렇게 경험담이 많다 보니 잘못된 정보도 그만큼 많습니다.

심리학자 어니 젤린스카는 '우리가 하는 걱정거리의 40%는 절대 일어나지 않을 사건들에 대한 것이고, 30%는 이미 일어난 사건들, 22%는 사소한 사건들, 4%는 우리가 바꿀 수 없는 사건들에 대한 것들이다. 나머지 4%만이 우리가 어쩔 도리가 없는 진짜 사건이다. 즉 96%의 걱정거리가 쓸데없는 것이다.' 라고 했습니다. 너무 걱정할 필요 없습니다. 몇 가지만 착실하게 준비하면 누구나 할 수 있습니다.

전술한 바와 같이 가장 중요한 것은 금연하고자 하는 의지력입니다. 의지력이 충만하다면 다음 장에서 설명하는 단연법으로 성공적인 금연을 할 수 있습니다. 그렇지 않은 경우는 가까운 보건소 금연클리닉 센터나 병원을 찾으시면 됩니다. 전문 상담사를 통하여 정해진 매뉴얼대로 실천하면 됩니다. 아무리 매뉴얼이 과학적으로 잘되어 있어도 본인의 의지가 없으면 성공할 수 없음을 다시 한 번 강조합니다.

4. 단연법과 감연법

금연 방법에는 크게 두 가지가 있습니다. 흡연자의 의지력을 바탕으로 대담하게 단번에 끊어버리는 것을 단연법이라고 합니다. 반면에 흡연량을 서서히 줄여나가는 방법을 감연법이라고 합니다.

1) 단연법

단연법은 니코틴 패치나 껌과 같은 대체재를 사용하는 것이 아니라, 흡연자 자신의 의지력으로 금연하는 것입니다. 의지력을 기반으로 금연하기 때문에 감연법에 비하여 금연 성공률이 높습니다.

단연법은 1960년에 미국의 후올겐바그, 마크화랜드 두 박사가 발표한 것으로 일반적으로 말하는 5일 금연법입니다.

니코틴이 체내에서 대사되는 시간은 48시간 정도에 불과하기 때문에 금단증상이 최고조에 이르는 24시간에서 48시간을 넘기면 금연 문턱에 다다르게 됩니다. 4일 차부터는 스트레스 관리에 집중하고 5일이 되면 1차 금연 성공으로 봅니다. 5일 동안의 생활습관을 계속 유지하면서 금단증상을 최소화시켜 4주 동안 유지할 경우 금연에 성공하게 됩니다. 본인의 의지력을 바탕으로 금연했기 때문에 금단증상이나 재흡연율도 낮은 장점이 있습니다.

5일 금연법은 매일 매일 금연 의지력을 강화시켜 나가야 하며 금기 사항을 잘 지켜야 금단증상이 덜 발생합니다. 금연은 흡연 욕구를 지연시키는 것입니다. 담배를 피우고 싶을 때 5분을 지연시키면 강력한 흡연욕구가 일시적으로 사라지게 되고, 일정 시간 후에 다시 욕구가 강하게 나타나면 5분을 지연시키는 반복행동입니다. 일반적으로 이용하는 지연 전략이 금연 5D 전략입니다.

<금연 5D 전략>

Delay	지연시킨다.
Deep breathing	심호흡을 한다.
Deep water	물을 마신다.
Do something else	움직인다.
Declare	금연 중이라고 말한다.

5일 금연법이 성공하기 위해서는 매일매일 자신의 행동을 관리해야 합니다. 즉, 의지력 강화, 금연목적 되새김, 식생활, 생활습관을 확인하는 것입니다.

① **의지력 강화**
 - '나는 흡연하지 않겠다.'고 다짐합니다.
 - 잠자리에 들기 전 금연한 자기 자신을 다독이고 칭찬합니다.

② 생활습관
- 심호흡을 3회씩 되풀이 합니다.
- 반신욕을 합니다.
- 식후 양치질 또는 산책을 합니다.
- 규칙적인 수면을 취합니다.
- 부지런히 움직입니다.
- 손이 허전할 때 손지압봉 같은 것을 활용합니다.

③ 식생활
- 과식하지 않습니다.
- 맵거나 짠 자극적인 음식은 흡연욕구를 일으키므로 삼가 합니다.
- 술은 절대 금지하고 가급적 5일간은 회식자리를 삼가 합니다.
- 카페인이 함유된 음료는 흡연욕구를 자극하므로 가급적 줄이거나 삼가 합니다.
- 물은 하루 동안 몸무게의 3% 정도를 섭취합니다.(보통 하루 1.5리터)
- 과일과 과즙을 포함하여 식사를 가볍게 하면 니코틴 대사에 도움이 됩니다.
- 담배 생각이 나면 은단, 견과류 같은 것을 섭취합니다.
- 신맛이 나는 레몬이나 말린 과일, 파인애플, 복숭아 주스는 금연에 도움을 줍니다.

<5일 금연법 준수사항>

	지켜야 할 일
금연 직전 준비 사항	· 치아 스케일링 · 흡연 도구 폐기 · 커튼 등 담배 냄새 제거 · 욕실 거울, 책상, TV, 손 전화에 '금연'표지부착
1일 차	·평소 흡연 장소에 가지 않는다. ·흡연자 가까이 가지 않는다.
2일 차	·무의식중에 한 두 개비를 입에 댔을 지라도 책망하거나 실망하지 말고 계속 금연을 추진한다. ·제일 어려운 24시간을 금연한 것을 생각하고 의지력을 강화한다. 마라톤 42km 중 30km 지점에 도달했다고 생각한다. ·1일차의 지켜야 할 사항을 준수한다.
3일 차	·1일, 2일차와 동일하게 행동한다. ·대부분 3일차에는 흡연 생각이 줄어들고 금단증상도 크게 줄어든다. ·금연 이후 좋아진 것을 적어보면서 의지력을 강화한다.
4일 차	·의지의 끈을 놓지 말라. 마라톤 40km 구간을 통과한다고 생각하고 지난 3일간 유지했던 원칙을 유지한다.
5일 차	·잠자리에 들 때까지 의지를 강화하고, 5일간의 금연에 대하여 자신을 칭찬한다.

2) 감연법

감연법은 하루 20개비를 피우던 사람이 오늘은 19개비 내일은 18개비 모레는 17개비로 줄여나가는 방법입니다. 그러나 이런 방법은 담배 피우는 시간을 설정해 놓고 흡연을 해야 하는 등 스트레스를 동반하기 때문에 성공하지 못합니다. 또 다른 방법으로는 24시간 동안 금연을 하고, 그 다음 마음 내키면 다시 24시간 금연을 반복하는 방법이 있습니다. 24시간 금연은 대부분 흡연자들에게 가능한 시간이기 때문에 의지력이 약한 사람들에게 금연 경험을 축적해 나가는 방법이 될 수 있는 방법입니다.

3) 단계적 단연법

감연법으로 금연에 성공하기는 어렵습니다. 따라서 매일 한 개비씩 줄여나가는 방법보다는 20~30%씩 2~3단계로 흡연량을 줄여나가는 단계적 단연법이 좋습니다. 이런 방법을 적용해야 하는 흡연 형태는 파거스트롬의 니코틴 의존도 평가결과 높은 의존도(7점 이상)에 해당할 경우 적용하는 것이 바람직합니다. 또 금연했을 때 두통 등 금단증상이 심해서 견딜 수 없는 흡연자의 경우 적용하는 방법입니다.

가령 하루 흡연량이 20개비였다면 1주 차는 30%를 줄인 14개비를, 2주 차는 10개비로 줄여서 흡연하고 3 주차는 금연하는 방법입니다.

<단계적 단연법: 하루 흡연량이 20개비일 경우 예>

	20개비	비고
1주 차	14개비	단계적 감연
2주 차	10개비	단계적 감연
3주 차	0	단연

4) 니코틴 대체재 사용방법

이 방법은 단계적 단연법의 일종이라 생각하면 됩니다. 금단증상 조절을 위해 니코틴 대체재 등 약물의 도움을 받고 일정 시기가 되면 대체재 사용을 중단하는 것으로 금단증상을 최소화하기 위한 방법입니다. 이 방법은 보건소 금연클리닉 센터나 병원에서 사용하는 방법입니다.

금연 약물치료는 흡연 경력이 길거나 일일 평균 흡연량이 20개비 이상인 경우에 적합합니다. 니코틴 의존도가 중증 이상이거나 중증 흡연습관이 하나라도 있으면 금연 약물을 사용하는 것이 금연에 도움이 됩니다.

금연 약물의 종류에는 일반 약품인 니코틴 대체재와 의사 처방이 필요한 전문 약품이 있습니다. 약물 사용 전에 의사, 약사, 금연상담사 등 전문가로부터 사용방법과 부작용 등에 대한 안내를 받아야 합니다. 금연 약물은 개인차가 있지만 보통 2~3개월간 지속해서 사용하며 약물 사용 중에는 절대 흡연을 삼가 해야 합니다.

<니코틴 대체재 종류와 사용법>

구분	종류	사용법
일반약품 (니코틴 대체재)	니코틴 패치	·몸에 붙여 사용하므로 피부를 통해 니코틴 흡수 ·니코틴 의존도에 따라 니코틴 함량과 지속시간 조절
	니코틴 껌	·입으로 씹어 구강 점막에 거치 ·구강을 통해 니코틴 흡수
	니코틴 캔디	·니코틴 껌과 같이 점막으로 니코틴 흡수 ·갑작스럽게 흡연욕구가 있을 경우 유용
전문약품	부프로피온 바레니클린	·니코틴 보조제로 금단증상이 조절되지 않을 경우 사용 ·의사의 처방이 있어야 함

5) 금단증상 완화 방법

금단증상이란 흡연자가 금연을 시작하면서 담배를 통해 공급받던 니코틴을 더 이상 공급받지 못하게 되었을 때, 신체가 적응하는 과정에서 나타나는 신체적·정신적 산물들이며 일시적인 증상입니다. 오랫동안 흡연으로 망가진 세포와 조직들이 회복되어 가는 과정인데, 고통 없이 정상화된다면 오히려 이상한 것입니다. 따라서 이제 지독한 중독에서 벗어나고 있다고 생각하고 금단증상을 자연스럽게 받아들이는 긍정적인 마음을 갖는 것이 금단증상을 줄이는 최고의 방법입니다. 나타나는 증상과 대처 방법은 다음과 같습니다.

① 가벼운 현기증

　금연 직후에 나타날 수 있는 증상으로 평소보다 폐를 통해 몸으로 흡수되는 산소량이 많아지면서 생기는 증상입니다. 금연 후 며칠간은 하루 1~2초간 이런 증상이 가끔 나타나는데 크게 마음 쓸 필요 없습니다. 완화 방법으로는
- 가능하면 잠시 눕는 것이 좋습니다.
- 자리에서 일어날 때 의식적으로 천천히 일어나면 좋습니다.
- 목 뒤에 찬 수건을 대줍니다.
- 신선한 공기를 위해 창문을 열거나 실외로 나가서 가볍게 산책을 합니다.

② 기침

　오랜 세월 흡연으로 인하여 폐 속에 쌓여 있던 불순물과 노폐물들이 몸 밖으로 배출되는 신체의 정상적인 방어 과정이므로 기분 좋은 현상이라고 생각하면 됩니다. 보통은 금연 후 수주일 지속하기도 합니다. 완화 방법으로는
- 물을 많이 마시면 기관지에 있는 가래를 배출하는 데 도움이 됩니다.
- 가급적이면 기침을 할 때 기도가 자극되지 않도록 합니다.

③ 가렵고 따끔따끔 쑤시는 느낌

　산소 공급이 증가하고 혈액순환이 잘 되어 팔과 다리 같은 신체 말단 부위의 감각이 되살아나는 현상입니다. 완화 방법으로는
- 따뜻한 물로 샤워를 합니다.
- 따끔거리는 부분을 가볍게 마사지하고, 가려운 부분은 로션을 발라 피부 보습 상태를 유지합니다.

- 가벼운 산책을 합니다.

④ 소화불량

장운동이 느려짐으로 인하여 소화가 더디고 가스가 찰 수 있으며, 변비가 나타날 수도 있습니다. 보통 1~2주 정도 지속될 수도 있습니다. 완화 방법으로는
- 섬유소가 많은 음식을 섭취합니다.
- 저지방 식이 음식, 싱싱한 과일이나 채소를 섭취합니다.
- 맵고 짠 자극성 음식은 가급적 삼가고 소화가 잘되는 음식을 섭취합니다.
- 의식적으로 음식을 천천히 섭취하고 식사량을 약간 서운할 정도로 줄입니다.

<기준증상 및 대처방법>

증상	완화방법
두통, 현기증	명상, 5분간 눕기, 족욕, 따뜻한 물수건으로 목 뒤 찜질
기침, 가래	물이나 따뜻한 녹차 마시기, 무과당 껌
소화 장애(3~4일 이내)	운동, 기름진 음식 피하기
정서 불안(2~3일 이내)	일, 산책, 심호흡
우울감	양치질을 하거나 심호흡 하기
긴장, 신경과민	산책, 목욕, 가벼운 운동
입 마름과 잇몸 통증 등	얼음물이나 과일주스 마시기

6) 스트레스 관리

스트레스는 살아가면서 늘 함께하기 마련입니다. 스트레스는 생활 속에서 이미 발생한 사건에 의한 것이 있고, 다른 하나는 아직 발생하지 않은 불확실한 미래에 의한 정신적인 스트레스가 있습니다. 이 두 가지 스트레스 중에서 사람을 힘들게 하는 것은 현재 받는 스트레스가 언제 끝날지 모르는 경우입니다. 금단증상에 의한 스트레스는 기간이 정해져 있는 스트레스이기 때문에 걱정할 필요가 없습니다. 스트레스를 인식할 수 없을 정도로 약한 경우도 있고, 짧게는 3일, 길게는 2~3주 정도면 마무리됩니다.

스트레스 관리에 정해진 방법이 있는 것은 아닙니다. 개인에 따라서 자기만의 편한 방법을 이용하면 됩니다. 그러나 금단증상으로 인한 스트레스를 완화하기 위해서 공통으로 적용하는 방법을 권장합니다.

첫째는 긍정적으로 생각하려는 노력입니다. '괜찮아, 잘 될 거야.' 라고 말하며 위로합니다. 스트레스는 자신이 어떻게 생각하느냐에 따라서 달라지는 병입니다. 인간의 두뇌는 매우 복잡하고 정교하지만, 한편으로는 아주 단순합니다. 자신이 생각하고 말하는 대로 이루어집니다. 따라서 '금연은 3일만 참으면 된다.' '스트레스는 저절로 사라질 거야.'라고 생각하면 한결 수월해집니다. 스트레스를 삶에서 필요한 자극제로 생각하고, 어두운 터널을 빠져나가면 환한 빛을 볼 수 있다는 긍정적인 생각을 가지면 스트레스를 즐기게 됩니다.

둘째는 '병을 고치는 과정에서 잠시 고통이 있을 뿐이다.'라고 생각하면 됩니다. 흡연으로 찌든 몸이 깨끗해지는 과정이라 생각하고 기분 좋게 받아들이는 마음이 중요합니다.

셋째는 심호흡을 꾸준히 하는 것입니다. 특히 날숨을 하는 동안에 후

~~~하고 소리를 크게 내어 길게 하게 되면 들숨도 길어지고 긴장된 몸이 이완됩니다.

넷째는 집안에서 궁상떨지 말고 밖으로 나가 움직여야 합니다. 너무 과하지 않게 규칙적으로 움직이는 생활습관을 가지면 즐거움이 샘물처럼 저절로 쌓여 갑니다.

다섯째는 누군가와 함께 하는 것입니다. 아프리카 속담에 '빨리 가려면 혼자 가고 멀리 가려면 함께 가라.'는 말이 있습니다. 금연 동지가 있으면 서로를 격려하면서 함께 하면 더더욱 좋겠지만, 그렇지 않을 경우 마음이 맞는 사람과 시간을 보내는 것 자체가 행복입니다.

흡연자가 금연하는 동안 가장 힘들어하는 것이 스트레스입니다. 그렇다면 정말 금연을 하면 스트레스가 더 증가할까요? 결론은 그렇지 않습니다. 다음 그래프는 흡연자와 금연자가 스트레스를 얼마나 느끼는지에 대한 연구 결과입니다. 담배를 한 번도 끊은 적이 없는 57명, 금연을 시작한 지 24시간 이내인 사람 81명, 6개월 이상 금연을 한 12명을 대상으로 추적 조사 한 결과입니다. 흡연자와 금연 24시간 이내인 사람은 높은 스트레스에 시달리지만, 금연 후 1개월이 경과하면 스트레스가 눈에 띄게 감소하게 되며, 금연 6개월이 되면 스트레스가 거의 없는 상태가 됩니다. 이는 흡연자는 니코틴 반감기에 도달하면 흡연 욕구가 발생하여 정서불안 상태에 빠지게 되고 흡연을 하면 일시적으로 스트레스가 해소되는 것처럼 되지만 반복해서 스트레스를 받는 생활이 지속되는 것입니다. 그러나 금연을 시작한지 1개월이 지난 후 부터는 스트레스 없이 정서적으로 안정된 생활을 이어나갈 수 있습니다.

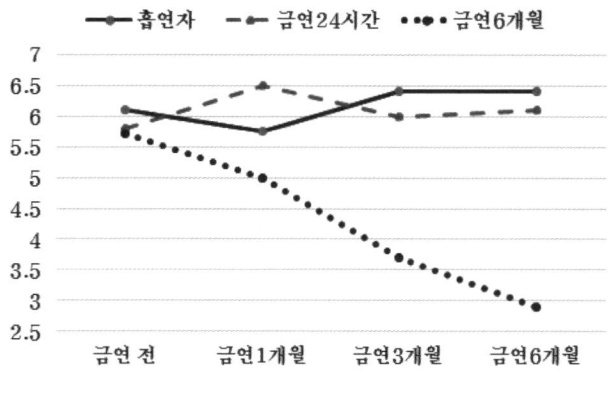

<흡연자와 비흡연자의 스트레스 지수 비교>

7) 재흡연율

금연했다가 다시 흡연하는 것을 재흡연이라고 합니다. 6개월 이상 금연 성공률을 보면 자신의 의지로 끊는 성공률은 4%, 전문가 개인 상담 11%, 의사의 충고 6~12%, 니코틴 보조제(니코틴 패치, 껌 등) 사용 17%, 약물치료는 19~26%입니다. 문제는 재흡연율입니다. 2014년 통계자료에 의하면 금연자가 재흡연하는 기간이 1년 이내가 69.8%입니다. 그러나 어떤 금연 방법이 재흡연을 방지하는 데 좋은지에 대해서는 명확한 통계가 없습니다. 병원은 물론 보건소 클리닉 센터에서도 금연 프로그램 완료 후 6개월간의 사후관리를 하고 종료하고 있으며, 금연 여부도 전화통화로 확인하고 있어서 실제 금연 여부의 신뢰성이 결여되어 있습니다. 중요한 것은 재흡연은 금연에 대한 자발적인 의지가 얼마나 높았는가에 의해서 결정됩니다.

5. 금연 효과

　흡연자는 흡연하면서 정신적인 고통과 주변의 따가운 눈총을 감내해야 했습니다. 이처럼 금연은 집에서나 밖에서나 구박 덩어리 신세를 벗어나게 되면서 정신적인 고통에서 벗어나게 되는 것입니다. 결국, 금연은 자존감을 회복하는 전환점이 되는 것입니다. 그리고 하나 더 있다면 금연 시작과 함께 매일 담배값으로 지출되었던 돈 만큼 적금을 들어 보세요. 확실한 보람을 느끼게 될 것입니다.
　신체적인 측면에서 건강회복은 스스로가 실감하게 됩니다. 금연 후 신체 변화는 다음과 같습니다.

<금연 후 신체 변화>

시간 경과	신체변화
20분 이내	맥박과 혈압 정상 회복
12시간	혈중 일산화탄소 농도 정상
5일	니코틴 부산물 제거, 미각과 후각이 좋아짐
2주~3개월	혈액순환 및 폐 기능 개선
1~9개월	기침 및 호흡곤란 감소, 섬모의 정상기능 회복, 가래 배출 능력 호전, 감염위험 감소
1년	관상동맥질환의 위험이 흡연자의 절반으로 감소
5년	뇌졸중 위험 5~15년 후 비흡연자 수준으로 감소
10년	폐암 사망률이 흡연자의 절반으로 감소 후두, 식도, 방광, 자궁경부, 췌장암의 위험 감소
15년	관상동맥 질환 위험 비흡연자와 같은 수준으로 감소

제12장

청소년 금연교실

1. 범이론적모형
   (Transtheoretical Model : TTM)

　심리요법에 대한 딜레마를 느낀 심리치료자들이 다양한 이론의 통합을 통해 새로운 시대정신을 찾기 위한 하나의 방법으로 범이론적 접근을 시도하였고, 이 중 하나가 Prochaske와 DiClemente가 고안한 범이론적 모형입니다. 범이론적 모형은 스스로 금연을 하고자 하는 사람이 어떠한 단계를 거치면서 행동의 변화를 보이는지를 이해하는 데 도움이 됩니다. 범이론적 모형은 건강 행위를 '한다 또는 안 한다.'라는 이분법적 측면에서 해석하는 시각에서 벗어나 시간적 차원을 포함한 개념으로 이해함으로써 성공적인 금연을 유도할 수 있다는 것입니다. 범이론적 모형에는 건강 행위를 향해서 변화해 가는 단계로 계획 전 단계, 계획단계, 준비단계, 실행단계, 유지단계가 있으며, 이러한 단계의 이동은 변화과정, 의사결정 균형, 자기 효능감에 영향을 받습니다.

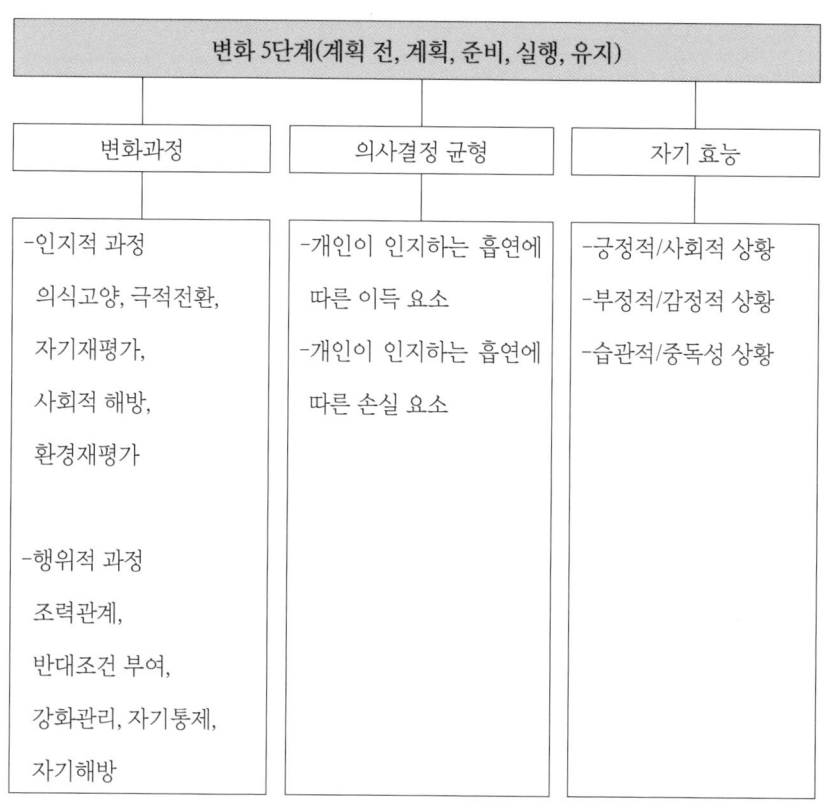

<범이론적 변화단계모형>

1) 변화과정

금연변화단계는 금연을 하고자 하는 의지여부 및 변화진행단계에 따라서 계획 전 단계, 계획단계, 준비단계, 실행단계, 유지단계로 구분합니다.

① 계획 전 단계

'담배 피우는 사람도 오래 잘만 살더라.' '우리 할아버지는 하루에 한 갑씩 피워도 90세까지 끄떡없다.'와 같은 말을 하며 비아냥하는 단계입니다. 변화의 의도가 전혀 없는 단계로 흡연자 중 향후 6개월 이내에는 금연할 의도가 없는 단계입니다.

문제를 인식하지 못하거나 간과하며, 변화를 강요당하는 느낌을 받는 단계입니다.

② 계획단계

담배가 해롭다고 생각하고 '내가 담배를 끊을 수 있을까?' 고민하는 단계입니다. 본인의 흡연 행동이 문제라고 받아들이고 6개월 이내에 행위 변화를 실행할 의도가 있는 단계입니다. 이 단계는 구체적인 계획이 없으므로 준비단계로 가지 못하는 경우가 많습니다.

자기 효능감은 낮으나 인지된 유익성은 높은 단계로 금연에 대한 확고한 의지가 부족한 단계입니다.

③ 준비단계

담배의 유해성을 알고 계속 피울 수 없다고 자신을 책망하는 단계로 '이젠 끊고 싶다.'고 생각하는 단계입니다. 아주 가까운 시기인 향후 1개월 이내에 행위를 취할 수 있는 단계입니다. 과거에 금연에 실패한 경험을 가지고 있기도 하며, 일부에서는 작은 행동의 변화가 나타나기도 합니다.

④ 실행단계

최근 6개월 이내에 금연을 실천에 옮긴 단계입니다. 금단증상을 극복하기 위해 많은 노력이 필요하고 경우에 따라서 재흡연을 하기도 하는 단계입니다. 현재의 문제를 극복하기 위하여 행동, 경험, 환경을 조성하지만 행동이 지속적으로 이루어지지 않습니다. 자율성과 자기 효능감이 향상되지만 다른 한편으로는 재흡연에 의한 죄의식, 실패감, 개인의 자유가 제한됨을 느껴 양가감정을 가지고 있는 단계입니다.

⑤ **유지단계**

금연을 하고 흡연자와 담배 연기를 기피하는 단계로 재발의 유혹에 빠지지 않고 금연을 6개월 이상 5년까지 유지되는 단계입니다. 새로운 행동이 자신의 한 부분으로 자리 잡은 단계입니다.

<금연변화단계>

변화단계	교육전략
계획 전 단계	·흡연에 따른 건강상의 위해에 대한 정보를 제공함
계획단계	·개인의 의식을 강화함 ·정보와 교육을 제공하고 자기조절을 강조함 ·정서적 지지를 제공함
준비단계	·기술을 가르쳐 줌 ·실천계획을 세울 수 있도록 도와줌 ·할 수 있다는 자신감을 줌
실행단계	·칭찬을 하며 실패를 막을 수 있는 방법을 가르침 ·용기를 가질 수 있도록 지원함 ·지속적으로 정서적 지지를 제공함 ·이전 행동으로 돌아가려는 자극을 확인하고 이를 조절하는 계획을 세우도록 함
유지단계	·계속적으로 금연하도록 용기를 지지해 줌 ·흡연을 하는 상황을 사정하고 자기조절의 중요성을 계속적으로 강조함 ·긍정적인 강화를 함

2) 의사결정 균형

 의사결정 균형이란 개인이 어떤 행위를 변화시킬 때 자신에게 생기는 긍정적인 측면과 부정적인 측면에 대하여 비교, 평가함을 의미합니다. 의사결정 균형은 개인이 긍정적인 측면과 부정적인 측면에 부여하는 상대적인 중요성의 정도에 따라 결정됩니다. 금연실천 행위와 관련된 측면에서 금연이 주는 긍정적인 측면에 대한 인지수준이 부정적인 측면에 대한 인지수준을 초과하기 전까지는 금연을 시도하거나 계속하지 않습니다.

변화단계별로 의사결정 행위의 이득적 요인과 손실적 요인의 균형에 차이가 있으며, 초기 단계인 계획 전 단계에서는 흡연에 대한 이익이 높고 손실이 매우 낮지만 실행과 유지단계로 갈수록 흡연의 이익은 낮고 손실은 매우 높게 나타납니다. 따라서 금연상담을 통해 금연 의지를 강화할 수 있도록 가치 있는 정보를 제공해 주어야 합니다.

(3) 자기 효능감/유혹

자기 효능감이란 자신이 어떤 일을 성공적으로 수행할 수 있는 능력이 있다고 믿는 기대와 신념을 말 합니다. 즉 금연에 대한 자신감입니다.
자기 효능감이 높을수록 금연 성공확률이 높다는 것을 의미하는데, 계획 전 단계, 계획단계, 준비단계에서 보다 행동단계, 유지단계에서 높은 자기 효능감을 위해 상담을 계속적으로 해야 합니다.

2. 변화단계 이론의 활용

행위변화 과정에 따라 흡연자가 비흡연자로 되는 과정을 요약하면 다음과 같습니다. 흡연자는 흡연이 문제라고 생각하지도 않으며 금연의 필요성을 느끼지도 못하는 단계에서 금연의 필요성을 인지하고 금연을 해야겠다고 생각하지만, 막연히 '언젠가 해야지.' 라고 나중으로 미루는 단계로 접어듭니다. 그다음 단계로 금연을 한 달 이내에 실행에 옮기고자 행동 실행 계획을 세우게 되고, 금연을 실행에 옮기게 되면 6개월 이상 금연 행위가 지속되면서 비흡연자로 접어들게 됩니다. 그러나 6개월 이상 금연을 지속하기 전에 70~80%의 사람들이 재발단계를 겪게 되며, 대상자가 평균적으로 5, 6회의 재발단계를 거치고 난 후에야 비로소 유지단계로 접어들어 비흡연자가 됩니다. 따라서 재발과정을 긍정적 시각으로 보면 재발을 겪는 대상자는 금연 실패자가 아니라 행동 변화의 한 단계를 밟고 있는 승리자인 것입니다. 실패할 때마다 한 단계씩 더 나아가 결국은 금연에 성공하게 됩니다.

범이론적 모형에서는 하나의 특정 단계에서 다음 단계까지 전환하는 데 있어서 중요한 10개의 심리적 변화과정은 다음과 같은 특징이 있습니다.

- 계획 전 단계에서 최소한의 변화과정을 사용합니다.

- 계획단계에서 의식 고취를 강조합니다.
- 계획단계와 행동단계에서 자기재평가를 강조합니다.
- 행동단계에서 자기 선언, 협력관계와 강화관리를 강조합니다.
- 실행과 유지단계에서 반대조건 부여와 자극통제를 사용합니다.

< 10개의 변화과정의 정의 및 예시 >

과정	정의	예시
의식고취	정확한 정보를 접하고 의식을 키움	· 흡연의 위해성 재인식
극적 완화	행동과 관련된 감정·느낌 등을 경험	· 담배회사의 실체를 알아차림 · 흡연으로 인한 이미지 손상
환경재평가	건강문제를 주위환경과 연결하여 재조명	· 흡연자에 대한 부정적 인식
자기재평가	문제를 자기 자신과 연결하여 감정적·인지적 측면에서 재조명	· 부정적 사고와 소극적 행동에 의한 자존감 저하 · 감정조절 기능저하
자기 선언	스스로 변화할 수 있다는 믿음을 갖고 그 믿음을 실행	· 금연다짐 선언 · 흡연 장소 회피, PC방 출입자제
협력관계	신뢰와 이해를 바탕으로 지지받을 수 있는 관계를 정립	· 친구와 함께 금연 고충 나누기 · 새로운 인간관계 형성
사회적 개선	개인의 변화에 도움을 주는 사회적 변화에 노력	· 금연을 통한 이미지 개선 · 건강한 마음 함양
대체	건강을 위해한 행동을 새롭게 개선	· 규칙적인 운동 · 새로운 취미 생활 도전
강화관리	유익한 행동은 강화하고 위해한 행동은 제한	· 금연은 학습능력 향상 · 흡연은 스트레스 발생 기계
자극통제	주위환경 및 경험 등을 조정하여 문제유발 가능성 줄임	· 흡연 도구 폐기, 식후 양치질 · 게임 중지

3. 금연교실 프로그램 어떻게 운영되는가?

 흡연 학생들의 경우 특별한 경우가 아니면 니코틴 대체재를 사용할 수 없기 때문에 금연하기가 어렵습니다. 특히 아직 자아가 완성되지 않은 상태이므로 금연에 대한 확실한 의지도 없는 것이 일반적입니다.
 보건복지부와 한국건강증진개발원에서는 흡연 학생들을 위한 금연프로그램으로 '7주간 10차 시'로 프로그램을 설계하여 운영할 것을 권장하고 있으며, 담배를 끊겠다는 의지가 강력하고, 몇 번 담배를 끊기 위해 노력한 경험이 있는 경우 '6주간 8차 시'로 운영할 수 있도록 'END 프로그램'을 보급했습니다. 그러나 이런 프로그램이 효과를 거두기 위해서는 금연지도사의 세부 추진계획과 스킬이 많이 필요합니다.
 금연교실에 자발적으로 참여하는 흡연 학생이 없습니다. 일단 흡연 학생들은 교사한테 흡연 사실을 적발된 것만으로도 '재수 없다.'고 생각하고 있기 때문에 금연교실에 참여하게 된 것을 죽기보다 싫어합니다. 또 다른 이유는 강제로 소집하여 6~7주 기간 동안 10명 내외의 흡연 학생을 위하여 신경을 쓸 만큼 교사들이 한가하지도 않습니다. 저자의 경험에 의하면 금연교실에 참여하는 학생들은 얼굴에 불만이 가득 차 있고, 어떻게든 자기들만의 시간을 가지려고 생각합니다. 일부 학교에서는 금연담당 교사가 교실마다 다니면서 학생들을 데려오는 쓸쓸한 모습도 볼 수 있습니다. 이런 이유로 요즘에는 금연교실 또는 캠프라는 이름으로 '2주간 4차 시'로 운영되는 경우가 종종 있습니다.

그렇다면 '2주간 4차 시' 프로그램으로 흡연 학생의 금연을 기대할 수 있는가? 물론 가능성은 매우 낮습니다. 자유분방한 흡연 학생의 금연을 위해서는 END 프로그램에서 제시하는 6주 이상의 기간이 필요하지만, 2주간 4차시로 운영한다면 금연동기를 부여하는 데 만족해야 합니다.

프로그램의 특성에 따라서 금연효과는 차이가 있을 수 있지만 길고 집중적인 프로그램일수록 흡연자들이 금연에 성공할 가능성은 커집니다. 그러나 금연 준비단계에 있는 흡연자라면 2주 기간에도 금연상담을 통하여 동기를 강화하면 소기의 성과를 달성할 수 있습니다. 참고로 END 6주 프로그램 내용은 다음과 같이 구성되어 있습니다.

<6주 8차 시 금연프로그램 개요>

주차	차시	제목	과정목표
1	1	마음의 문 열기	·참여자 간, 그리고 참여자와 진행자 간의 친밀감과 일체감 형성
1	2	고민 같이 나누기	·흡연으로 인한 문제 공유를 통해 공통 목표 형성 ·금연 의지 확인
2	3	위대하고 현명한 결심의 순간	·금연 일을 설정하고 금연준비 방법 습득
3	4	어떤 상황에도 대처할 수 있는 나	·흡연거절 및 흡연상황에 대한 대처방법 습득
3	5	드디어 해방의 날	·금연의 의미를 확인하고 금연유지를 위한 방법습득 ·완전 금연 시작 실시
4	6	현명한 선택으로 위험한 순간 넘기기	·현명한 스트레스 대처 방법 습득을 통한 재흡연 예방
5	7	금연에 도움이 되는 생활습관 익히기	·금연 후 있을 수 있는 신체변화에 대한 대비
6	8	몸과 마음이 깨끗해진 나	·장기간 금연목표 설정 및 금연결심 재확인

4. 금연교실 준비 단계

1) 적용 대상자 선정

① 자발적 참여

 금연교실에 참가하는 대상자 선정이 금연교실의 성패를 좌우합니다. 통상적으로 학교에서 금연교실을 운용할 때 자발적 참여자는 거의 없습니다. 평소 학교 또는 학교 주변에서 흡연하다 적발된 횟수를 기준으로 금연교실에 참가할 학생을 선발합니다. 적발 횟수가 낮은 학생을 대상자로 선정할 경우 학생들의 반발이 심하다 보니 적발 횟수가 높은 중증흡연 학생이 대상자로 될 수밖에 없어 강제성이 부여됩니다.
 문제는 이처럼 강제적으로 참여한 중증흡연자의 경우 본인은 물론 다른 참여자들도 프로그램에 참여할 수 없도록 고의로 진행을 방해하는 현상이 비일비재하여 금연교실 운영 자체가 불가능한 경우도 있습니다.
 금연은 자발적 동기가 없이는 불가능합니다. 원만한 금연교실을 운용하기 위해서는 비록 자발적이지는 않더라도 흡연 기간이 비교적 짧고 흡연량이 많지 않은 흡연자를 참여시켜야 합니다. 이럴 경우 당연히 금연 성공률이 높아지게 되고, 학교 흡연이 확산되는 것을 차단하는 효과도 기대할 수 있습니다.

② 참여 인원수

금연교실은 참여 프로그램으로 운영됩니다. 또 지도사의 상담이 필수적인 프로그램입니다. 따라서 6~8명을 이상적으로 보지만, 참여 학생들의 참여의식이 조금만 받쳐 주면 10명까지는 가능합니다. 프로그램 운영 측면에서도 2~3개 그룹으로 운영하는 것이 경쟁 심리를 유발할 수 있어서 도움이 됩니다.

2) 지도사의 자세

청소년의 특징이기도 하지만 특히 흡연 학생들은 '하지 마라'는 말을 제일 듣기 싫어합니다. 부모나 교사의 말을 잘 들으려는 노력도 부족하고 자신들이 하고 싶은 것에 간섭하는 것을 원하지도 않습니다. 이런 상황이다 보니 지도하는 것을 간섭하는 것으로 생각하고 프로그램에 대한 회의를 쉽게 느끼게 되고, 그 순간부터 프로그램 운영 방해꾼으로 변합니다. 이때 꾸짖을 경우 기름에 불을 붙이는 격이므로 행동을 전환시키는 재치가 필요합니다.

프로그램을 진행하다 보면 특이한 행동을 종종 접하게 되는데, 이럴 경우 너무 안타까운 마음에 바로잡아 주어야 되겠다는 생각이 들 때도 있습니다. 이런 진행자의 생각 또한 오지랖이라 생각해야 합니다. 개입하는 순간 거리가 멀어지게 됩니다.

5. 금연교실 내용 구성 어떻게 할까요?

　니코틴에 중독된 청소년 흡연자는 스스로 금연을 선택하지 않습니다. 한번 흡연을 시작하면 또래 친구들과 늘 행동을 함께 하기 때문에 금연은 곧 외톨이가 된다고 생각하기 때문입니다. 금연을 실천에 옮기기 위해서는 생활의 변화나 건강문제, 주변의 성화와 같은 금연 동기부여가 있어야 가능합니다. 따라서 금연교실의 핵심은 금연 생각을 하지 않는 흡연자들이 금연을 계획하는 단계로 만들어 가는 과정입니다

　금연 계획단계로 만들어 가기 위한 동기부여를 위해서 '무엇을 할까'와 '어떻게 할까'를 함께 고민해야 합니다. 아무리 계획이 논리적이고 짜임새 있게 잘 되어 있어도 추진과정에 어려움이 있거나 참여자들로 하여금 어려움을 느낄 경우에는 프로그램은 외면을 당하게 됩니다. 특히 흡연 학생들은 긴 문장을 읽고, 무엇인가를 골똘히 생각하는 등 정적인 상태에서 몰입하는 것은 질색해서 효과가 없습니다.

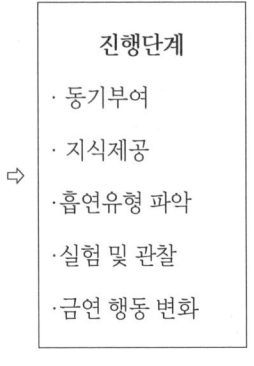

<금연교실 프로세스>

1) 시작 단계는 흡연자의 마음을 이해하는 단계입니다.

흡연 청소년들은 자존감이 낮은 것이 특징입니다. 대개의 경우 가정형편이나 교우관계에 있어서 어려움을 겪는 경우가 많고, 이로 인하여 열등의식과 주변에 대한 부정적 사고를 가지고 있어서 금연교실에 참여하는 자체가 피해를 보는 것으로 받아들입니다. 따라서 처음 시작 단계부터 담배 또는 금연과 같은 단어가 나오면 아예 금연교실에 동참할 생각을 하지 않습니다. 흡연자 스스로 닫힌 마음을 열고 금연에 관심을 보일 수 있도록 접근하는 것이 좋습니다. 금연교실이 흥미 있는 프로그램이라는 인식을 갖게 하는 것이 중요합니다.

첫째, 자아 인식을 증진시키는 것입니다. 청소년 시기에는 전두엽의 재구성 되는 시기이므로 이성적으로 행동하거나 논리적으로 사고하기가 어렵습니다. 따라서 자신의 위치, 역할, 능력 등을 생각해 보는 자기 탐색이 필요합니다. 가령 '나는 누구인가? 나는 무엇을 해야 하는가? 나의 위치와 역할은 무엇인가? 나는 어떻게 살아야 하는가?'에 대한 생각을 할 수 있도록 기회를 제공해서 스스로가 자신의 역할과 능력을 인지하고, 미래의 꿈을 생각할 기회를 제공할 수 있도록 해야 합니다.

둘째, 긍정적인 생각이 얼마나 중요한지를 깨닫게 해야 합니다. 청소년 흡연은 표면상으로는 호기심에서 시작했지만, 내면의 불만을 표출한 것입니다. 청소년 흡연은 부정적인 사고를 키우게 되어 있으며, 부정적 사고를 가진 사람은 자신의 장점이나 잠재력은 무시하면서도 자신이 처한 어려움이나 결점은 과대평가하는 특성이 있습니다. 골초들은 '담배가 해롭지만, 금연으로 인한 스트레스를 받는 것보다는 낫다.'고 생각하는 부정적 생각에 사로잡혀 있습니다. 따라서 긍정적인 생각이 얼마나 가치가 있는지를 일깨워 주어야 금연 준비단계로 갈 수 있습니다.

셋째, 스스로 할 수 있다는 자신감을 심어 주어야 합니다. 흡연자 스스로가 '할 수 있다.'는 믿음이 있어야 변화를 기대할 수 있기 때문입니다.

2) 진행단계의 결과는 행동 변화입니다.

진행단계는 금언지도시의 모든 역량이 동원되어야 하는 과정이며, 참여자들이 어떤 부류인가에 따라서 적절한 대처가 필요한 단계입니다.

① 좋은 습관으로 미래의 꿈을 이룰 수 있는 희망을 부여해 주어야 합니다.

흡연은 스트레스로 인한 정서불안과 부정적 사고로 만들기 때문에 더 늦기 전에 금연해야 함을 주지시켜야 합니다. 아울러 흡연은 대물림으로 성인이 되었을 때 흡연으로 인한 2세에 대한 선천적 질환을 비롯하여 후천적 간접흡연의 위해성 등을 스스로 느낄 수 있게 기회를 제공해야 합니다.

② 금연 동기부여는 스스로가 말하도록 해야 합니다.

흡연 청소년들은 흡연으로 인한 위해성을 알고는 있지만, 건강에 대해 큰 관심은 없습니다. 따라서 폐암이니, 혈관질환이니 하는 따위에는 관심이 없습니다. 스스로가 흡연의 장단점에 대하여 써보고 발표하도록 유도해야 하며, 이런 과정에서 자연스럽게 건강에 대한 지식을 습득할 수 있어야 합니다.

③ 담배회사의 실체를 벗겨주어야 합니다.

어린 나이에 담배에 대하여 지식이 부족한 상태에서 담배회사의 그릇된 광고에 속아 흡연을 하게 된 것을 인식시켜야 합니다. 즉 흡연한 청소년이 잘못된 것이 아니라, 미래의 주역인 청소년의 목숨을 단돈 2000만 원에 빼앗는다는 것을 깨우치도록 해야 합니다.

④ 눈으로 보아야 느끼게 됩니다.

청소년들은 기성세대의 말에 크게 믿음을 주지 않습니다. 이것이 청소년의 특징이기도 합니다. 따라서 말보다는 눈으로 볼 수 있게 해주어야 합니다. 담배 물과 수돗물을 비교하여 식물의 성장 과정을 관찰할 수 있도록 하는 방법은 흡연자에게 스스로 뉘우침을 갖는 기회가 됩니다.

식물 성장 비교실험은 모든 식물을 대상으로 실험이 가능합니다. 그러나 몇 가지 고려해야 할 점이 있습니다. 너무 속성으로 성장하는 '콩 나물 키우기'는 변별력이 떨어집니다. 처음 며칠은 담배 물과 수돗물의 차이가 있으나, 시간이 지나면 비슷해집니다. 또한 물을 매일 주어야 하는 등 번거로움도 있습니다.

가장 좋은 것은 감자와 고구마 싹을 틔우는 것입니다. 4월부터 6월 사이는 어떤 환경에서든지 1주일 정도면 싹이 돋아나 비교 실험 효과가 우수합니다. 단점은 8월 이후에는 감자와 고구마를 구할 수가 없다는 점입니다. 이 시기에 시중에서 판매하는 감자와 고구마는 그해에 추수한 것들이라 싹이 돋아나지 않기 때문에 실험을 위해서는 여름철 햇빛이 없는 저온 상태에서 보관해야 합니다.

담배 물을 만드는 방법은 간단합니다. 물 1000cc 정도에 담배 한 갑을 필터를 제거한 뒤에 넣고 가열합니다. 물이 끓을 정도까지 가열하면 담배의 독성물질이 증발하게 됩니다. 따라서 온도는 60~70℃ 정도로 가열하여 1시간쯤 지나면 담배 물이 추출됩니다.

모형 폐를 통한 경각심 불러오기, 호기 일산화탄소 측정이나 니코틴 대사물질인 코티닌을 소변검사로 확인시켜 주는 방법도 동기를 강화시키는 방법입니다. 또래 중 한 명이 음성으로 판정이 나면 함께하는 효과도 기대할 수 있습니다.

⑤ **잘못된 정보에서 벗어나게 해야 합니다.**

'끼리끼리 논다.'는 말이 있듯이 흡연하는 학생들은 늘 흡연자들과 함께합니다. 금연교실에 참가하는 학생들에게 생각나는 친구의 이름 20명을 적어보게 합니다. 그러면 20명을 채우는 학생은 거의 없습니다. 대부분 15명 정도에서 멈추게 됩니다. 그리고 기록한 친구 중에서 흡연율을 계산하면 100% 흡연자들입니다. 함께 하는 친구들이 모두 흡연자이다 보니 다른 학생들도 자신들처럼 흡연을 하는 것으로 착각하고 있습니다. 흡연율을 물어보면 중고등학생들의 흡연율을 '거의 다 피운다, 반 이상 피운다.'고 답하고, 성인 남성 흡연율은 60~80% 정도로 생각하고 있습니다. 이처럼 흡연 학생들은 스스로의 행동에 대하여 부끄러움이나 잘못이라고 생각하지 않고 합리화 하려고 합니다. 이처럼 잘못된 규범이나 태도를 교정해 주어야 합니다. 학생들이 흔히 잘못 알고 있는 규범을 예시하면 다음과 같습니다.

<잘못된 규범과 태도>

잘못된 규범	교정
대부분 사람은 담배를 피운다.	흡연의 위해성과 흡연환경의 변화로 흡연율이 대폭 감소하여 흡연율이 낮다.
친구를 사귈 수 있고 사회생활에 도움이 된다.	청소년 시기에 흡연은 교우관계의 범위를 제한하여 인간관계 형성에 불리하다.
담배가 말하는 것처럼 그렇게 위해하지 않다.	당장 위해성이 나타나지 않지만 30대 후반부터 질병이 나타난다.
어른스러워 보인다.	불량 학생으로 낙인찍히는 사회인식으로 불이익이 있다.
스트레스가 해소된다.	스트레스에 시달리고 점점 더 자극적인 행동을 찾게 된다.
언제든지 금연할 수 있다.	흡연 기간이 길수록 금연 성공률은 낮으며 흡연은 대물림된다.

⑥ **청소년의 감정을 움직이는 방법은 상담입니다.**

늘 지시와 꾸중만 듣던 흡연학생들에게 칭찬과 격려는 큰 변환점이 될 수 있습니다. 상담에서 중요한 것은 흡연자의 관점이 잘못되었다고 억지로 현실을 깨닫게 하는 것보다 흡연자 관점에서 이해하여야 합니다. 상담과정에서 흡연자의 느낌, 관점, 인생 목표, 가치관을 파악하고 이를 활용하여 변화 동기를 강화할 수 있도록 기회를 마련해야 합니다. 좌충우돌하는 청소년들에게 강요로는 마음을 움직일 수 없습니다. 오로지 흡연자에게 금연 선택의 자율권을 촉진하는 것이 금연지도사가 할 수 있는 일입니다.

⑦ 금연교실을 진행할 때 강력한 지지가 상담의 핵심입니다.

학교 금연교실에서 청소년과의 상담은 시간이 제약되어 있어서 5분 이내로 마무리해야 합니다. 따라서 개방형 질문을 통해서 관심 사항을 빨리 알아차려 관련 정보를 제공하고 금연행동 변화를 이끌어가기 위한 의사소통을 해야 합니다. 금연교실은 그룹으로 진행되므로 각자의 흡연 단계에 맞추어 니코틴 의존도와 금단증상을 점차 줄여나가고 관리할 수 있도록 일정을 계획하고 맞춤형 상담을 진행해야 합니다.

대부분 금연계획 전 단계나 계획단계를 준비단계로 끌어 올리는 것이 금연교실의 목표가 될 수도 있습니다. 준비단계에 있는 상태라면 성인에 비하여 니코틴 의존도가 심하지 않기 때문에 금연이 쉬울 수 있습니다. 특히 한 학생이 금연에 성공하면 줄줄이 같이 행동하는 습성도 있어 단기간에 분위기 전환도 가능합니다. 그러나 이런 이유 때문에 생기는 부작용이 재흡연 가능성입니다. 금연교실 진행 중에는 금연하였다가 금연교실이 완료되면 다시 흡연하는 경우가 바로 또래 친구의 영향 때문입니다. 따라서 금연교실을 마무리하면서 재흡연 예방수칙을 학생들이 소지하고 다닐 수 있도록 제공하는 것도 좋은 방법입니다.

6. 금연교실 평가는?

시작이 있으면 결과가 있어야 하듯이 평가는 필수적인 단계입니다. 금연교실 참여자들이 금연 의지력이 낮고, 반항적인 시기이기 때문에 금연지도자의 입장에서 보면 보람과 실망을 함께 경험하는 단계이기도 합니다.

평가방법으로는 금연 행동 변화단계 이동, 자존감 평가와 같은 간접적인 평가방법과 흡연량 변화, 금연 여부 등 객관적이고 직접적인 방법이 있습니다.

1) 호기 내 일산화탄소 측정방법

호기 내 일산화탄소 검출기는 내쉰 숨 속의 일산화탄소 측정을 통하여 실제 혈중내의 카르복실 헤모그로빈(COHb)의 농도를 측정하는 방법입니다. 측정값을 통해서 체내의 일산화탄소 농도를 비교하여 흡연 여부를 판단합니다.

호기 일산화탄소 측정방법은 간이 측정 방법으로 비교적 측정방법이 간단하고 흡연자로 하여금 금연 동기를 강화할 수 있으며 측정 대상자가 많을 경우 간이 방법으로 활용할 수 있는 장점이 있습니다.

단점으로는 금연 여부를 정확히 판단하는 것은 불가능합니다. 가령 불규칙적인 흡연습관을 가진 경우 흡연여부의 변별력이 떨어져서 정확성을 기할 수 없습니다. 첫째, 비흡연자의 측정값은 0~5ppm 범주에 있지만 측정환경을 고려하여 10ppm 이상일 경우를 흡연으로 판단합니다. 일산화탄소는 체내에서 대사 시간이 짧아서 흡연 후 4시간 정도가 지나면 10ppm 내외로 나타나 흡연량이 많지 않은 학생들의 경우에 신뢰성을 확보할 수 없습니다.

둘째, 대기오염과 같은 환경변화와 운동, 음주, 폐질환과 같은 외부 요인에 의해 결과 값이 영향을 받을 수 있어 금연여부를 판단하는데 한계를 가지고 있습니다.

2) 코티닌 테스트 측정방법

코티닌 측정방법은 소변이나 침 속에 존재하는 코티닌 존재 여부를 측정하는 방법입니다. 니코틴이 완전히 대사되어 배출되기까지는 1~2일 정도가 필요합니다. 따라서 2일 동안 금연을 해야만 음성으로 나타납니다.

이 측정방법은 호기 내 일산화탄소 측정방법보다 금연 여부를 정확하게 판단할 수 있으며 측정대상자의 규모가 작을 경우에 적합한 방법입니다.

제12장

금연상담기법의 이해

1. 금연상담의 개요

 상담이란 도움을 필요로 하는 내담자가 전문적인 훈련을 받은 상담자와의 대면 관계에서, 생활과제의 해결과 사고, 행동 및 감정 측면의 인간적 성장을 위해서 노력하는 학습 과정입니다. 심리적인 어려움을 가지고 있는 사람들이 자신에 대한 깊이 있는 탐색과정을 통해서 스스로 문제의 원인을 지각하고 이를 해결하기 위한 동기를 높여가면서 궁극적으로 변화를 모색해 나가는 과정입니다. 이 과정에서 상담자는 전문가로서 중요한 정보 제공도 하고 때로는 심리적 지지자 역할도 하며, 내담자 스스로 문제 해결을 할 수 있도록 전문적인 도움을 주는 조력자 역할을 하게 됩니다. 즉, 문제해결을 위해서 때로는 무의식 속에 잠자고 있는 내적 갈등을 해결하는 등 다루어야 할 것들이 다양합니다. 따라서 심리상담은 시간 확보를 전제조건으로 하고 있습니다. 그러나 금연상담은 개인의 사생활과 관련된 부분까지 상담영역을 넓힐 수 있는 여건이 되지 않기 때문에 금연과 관련된 상담에 국한될 수밖에 없습니다. 따라서 심리상담과 금연상담은 다릅니다.
 엄밀하게 말하면 '금연상담'이 아니고 '금연면담'이라고 해야 적절한 것입니다. 즉 '흡연자에 대한 정보를 획득하기 위한 목적으로 면담자가 질문을 요청하고 흡연자가 답변하는 방법으로 진행되는 두 사람 간의 대화'인 것입니다. 이처럼 금연과 관련된 질의응답을 이어가고 니코틴 중독과 관련된 문제를 해결하기 위하여 전문가의 지도가 개입되는 것입니다. 금연상담은 짧은 시간에 상담이 이루어져야 하므로 그만큼 전문가적인 기술이 필요합니다.

2. 금연상담자의 기본 태도

금연과정에서 어려움을 겪고 있는 사람들과 함께 애로사항을 해결하기 위한 금연상담자가 지녀야 할 기본태도는 다음과 같습니다.

첫째, 친절함과 성실함으로 내담자를 마주하는 자세를 가져야 합니다. 상담에 있어서 라포를 형성하는 가장 기본이 처음 대할 때 느낌입니다. 내담자의 건강에 대한 관심과 배려, 상담실의 물리적 공간과 분위기 조성 등 세밀한 부분까지 신경을 쓰면 상담의 효과를 배가시킬 수 있습니다. 특히 금연을 실천하고 있는 경우에는 스트레스에 시달리고 있기 때문에 사소한 것에도 기분을 상하게 할 수 있습니다.

둘째, 전문가적인 지식을 탐구하는 자세입니다. 상담에 있어서 화려한 미사여구를 동원해 내담자와 대화를 이어가기보다는 체계적이고 과학적인 지식으로 내담자의 금연 동기를 강화할 수 있어야 합니다.

셋째, 알아차림에 능숙해야 합니다. 흔히 상담 능력은 경력과 비례한다는 말이 있습니다. 이는 내담자의 말을 들으면서 그 이면에 있는 감정과 욕구를 얼마나 정확하고 빨리 잘 파악하느냐에 달려 있습니다. 내담자의 말은 물론이고 어조나 표정과 같은 비언어적 의미를 파악하는 것이 매우 중요합니다. 이런 알아차림에 능숙한 상담자가 되기 위해서는 상대방의 감정을 신속하게 파악하려는 노력을 꾸준히 해야 합니다.

3. 금연상담기법의 종류

1) 경청하는 태도

경청은 상대방의 말에 귀 기울여 공경하는 마음으로 듣는 것입니다. 경청하는 태도의 첫째는 끝까지 듣는 것입니다. 금연과 관련된 내용이라면 상대의 말이 끝나기 전에는 말하지 않는다는 자세로 임해야 합니다.

내가 말할 때 상대방이 잘라 버린다든지, 다른 사람이 끼어들었을 때 나의 기분이 어땠는가를 생각해 보면 끝까지 듣는 것이 얼마나 중요한 것인지 알 수 있습니다. 그다음 중요한 것이 있는 그대로를 들어야 합니다. 상대방의 말을 섣불리 내 생각처럼 판단하는 것은 상담을 포기하는 것과 같습니다. 경청의 태도는 상담을 위하여 내담자와 상담자를 연결하는 끈과 같은 것입니다.

2) 공감 표현하기

공감표현은 내담자의 생각이나 느낌을 공감하고 말로써 전달하는 것입니다. 상담자는 내담자의 입장을 최대한 존중하고 함께하는 마음자세를 갖되, 객관적이고 실제적인 판단과 정보를 제공하며, 내담자 사이의 적절한 경계를 유지해야 합니다.

보다 적극적으로 내담자에게 반응을 되돌려 주는 것을 반영이라고 하는데 내담자의 말이나 감정을 그대로 반복 및 반영해주는 것만으로도 자신이 이야기를 경청한다는 느낌을 주고, 내담자 자신의 문제에 대해 집중해서 말하는 것을 촉진하므로 매우 중요하고 기본적인 상담기술입니다.

3) 명료화

명료화는 내담자의 말속에 내포된 뜻을 내담자에게 명확하게 말해주는 것입니다. 내담자가 자기 생각이나 느낌을 분명하고 조리 있게 표현하면 좋겠지만 대부분의 경우에는 그렇지 못합니다.

내담자는 자신은 미쳐 충분히 자각하지 못한 의미나 관계를 명확하고 충분하게 이해하도록 함으로써 내담자에게 자기가 이해 받고 있고 상담이 잘 진행되고 있다는 느낌을 받아 상담의 자극제가 됩니다.

명료화를 잘하기 위해서는 평소 자신의 감정 상태에 대한 모니터링과 대처 연습을 열심히 하고, 내담자의 입장에서 느껴보는 공감을 연습해 보는 것이 큰 도움이 됩니다.

4) 직면

직면은 내담자가 모르고 있거나 인정하기를 거부하는 생각과 느낌에 대해서 주의를 집중시키는 상담자의 언급이나 지적을 의미합니다. 내담자 스스로는 깨닫지 못하지만, 말이나 행동에 불일치가 발견될 때 내담자가 자신의 욕구대로만 상황을 바라볼 것이 아니라 상황을 있는 그대로 바라볼 필요가 있을 때, 내담자가 상담에서 화제를 피하거나 다른 사람의 생각이나 의견, 느낌 등을 받아들이려고 하지 않을 때 사용합니다.

직면은 변화와 성장을 증진시키지만 내담자에게 심리적인 위협과 상처를 초래할 수 있어서 내담자가 받아들일 수 있는 준비가 되어 있을 때, 상호 신뢰를 바탕으로 해야 합니다. 단순히 내담자의 부정적인 면에 초점을 두거나 내담자의 한계를 깨닫도록 하는 데 사용해서는 안 됩니다. 즉 내담자의 변화와 성장을 위한 직면이 될 수 있어야 하며, 상담자의 좌절과 분노의 표현으로 사용해서는 안 됩니다.

금연에 실패한 경우 또는 금연 동기나 의지가 약한 경우에는 부정적인 감정을 유발할 수 있으므로 주의해야 합니다. 특히 인간관계를 강조하는 우리나라 사회의 특성이 많이 작용하기 때문입니다. 어쩔 수 없이 직면적인 대화나 상담을 해야 할 경우에는 '죄송하지만, 안타깝지만' 처럼 먼저 상대방에 대한 최소한의 예의나 배려를 표현한 다음 본론을 말하는 것이 좋습니다.

5) 긍정적 강화

긍정적 강화란 반응에 따라 자극을 줌으로써 기대했던 행동이나 반응을 강화하는 것을 의미합니다. 예를 들면, 개에게 '앉아'라고 명령을 하고, 이에 순종하면 보상으로 쓰다듬어 주거나 과자를 주는 방법으로 교육 훈련, 조직 강화 따위에 이용합니다. 금연과정에 있어서는 금연 관련 노력에 대해 적절한 칭찬이나 격려 등 긍정적인 피드백을 주는 것을 말합니다. 조그마한 마음의 변화나 노력에도 잘된 점을 끊임없이 관찰하여 칭찬이나 격려를 제공하는 것이 금연에서는 매우 중요합니다.

6) 나-전달법

나-전달법은 상대방을 비난하지 않고 문제가 되는 상대방의 행동과 그 행동의 결과를 구체적이고 객관적으로 기술함으로써 그 행동이 나에게 미친 영향을 구체적으로 상대방에게 전달하는 표현법입니다.

상대방의 행동이 문제가 되어 나 자신의 감정이 불쾌해질 경우, 대부분 너를 주어로 사용하여 문제해결을 시도하는 것을 너 전달법이라고 합니다. 이럴 경우 문제가 해결되기보다는 오히려 문제를 악화시키는 경우가 많습니다.

내담자가 금연에 실패한 경우, 객관적이고 적절한 금연 관련 평가와 대책 마련도 중요하지만, 금연상담사가 나-전달법을 통해 내담자의 입장과 마음을 헤아리고 존중한다면, 내담자는 금연상담사의 배려를 느낄 수 있고 다시 시작할 수 있다는 동기를 강화하는 데 큰 도움을 얻을 수 있을 것입니다.

4. 동기강화 상담방법

동기강화 상담이란 내담자의 양가감정을 탐색하고 해결함으로써 그 사람의 내면에 있는 변화 동기를 강화할 목적으로 하는 내담자 중심의 상담기법으로 금연에 있어서 동기강화는 계획 전 단계에서 계획단계로 또는 계획단계에서 준비단계로 변화를 일으키는 데 중요합니다.

동기강화 상담의 정신은 협동 정신과 유발성, 그리고 자율성에 있습니다. 협동 정신은 내담자와 상담자가 서로 협동하는 관계로 내담자의 관점을 존중하며 협력적인 과정으로 상담을 진행합니다. 내담자 스스로 변화를 선택하고 시작할 수 있도록 상담자는 분위기를 조성하는 것입니다.

유발성은 내담자의 잠재된 동기를 유발하도록 조력하는 것을 말합니다. 내담자의 내면에 내재되어 있는 변화 동기를 탐색하고 자연스럽게 끌어내고 강화하도록 하는 것입니다.

자율성은 행동의 선택과 유지에 있어 내담자 자율성을 존중하는 것입니다.

1) 동기강화 상담의 원리

내담자의 행동 변화에 필수적인 변화 동기를 긍정적으로 변화시키거나 증진하기 위해 다양한 동기강화 상담기법을 사용합니다.

① 공감 표현하기
내담자의 입장에서 내담자가 경험하고 있는 것을 함께 경험해 보며 공감하는 것을 적절히 표현하는 것입니다.

② 불일치감 만들기
내담자가 자신의 문제행동이 얼마나 자신의 가치, 신념과 일치되지 않는지에 대하여 스스로 논쟁하도록 하여 깨닫게 해야 합니다. 변화 동기는 현재 행동과 자신의 중요한 가치, 신념 사이의 불일치감에서 비롯되기 때문입니다. 양가감정에 묶여 있는 자신을 바라보고 현재 일어나는 상황과 원하는 상황 간의 불일치감을 인정하고 변화의 필요성을 느끼도록 해야 합니다.

③ 논쟁 피하기
상담에서 내담자와 상담사 간에 흔히 발생하는 의견충돌이나 말싸움은 상담의 중지나 왜곡 등의 부작용이 발생합니다. 특히 금연상담에서 흡연자들은 다양한 피해의식을 가지고 있는 경우도 있기 때문에 흡연행동에 대한 비난이나 낙인찍힘과 같은 느낌을 받을 때 마음의 상처를 받을 수 있어서 주의해야 합니다.

④ 저항과 함께 구르기
내담자로부터 저항이 나타나면 이에 맞서지 않고 함께하는 것을 의미합니다. 내담자의 저항은 상담자의 반응에 대한 불만의 표시이므로 다른 방식으로 되물어 내담자가 스스로 새로운 관점에서 생각하고 변화할 수 있도록 도와야 합니다.

　동기강화 상담에서 상담에 대한 대상자의 저항에 적절히 대처할 경우 상담과정이 촉진될 수 있으므로 변화와 저항은 동전의 양면이라고 할 수 있습니다. 따라서 내담자의 말을 그대로 반복하는 반영기법과 말을 조금 과장해서 진술하는 확대 반영기법으로 상담과정을 촉진하고 증진할 수 있습니다.

⑤ 자기 효능감 지지하기

　스스로 변화할 수 있다는 내담자의 믿음이 중요한 동기 요소가 되며, 자기충족적 예언의 효과가 있으므로 내담자 스스로 변화를 일으킬 수 있다는 자기 효능감을 가질 수 있도록 도와주어야 합니다.

⑥ 초점 바꾸기

　초점 바꾸기는 내담자가 관심 있거나 염려하는 문제에 대해 어느 정도 관심을 두면서도 상담과정에 있어 해결이 가능하거나 보다 중요한 문제로 대상자의 주의를 돌리는 것입니다.

⑦ 방향 틀어 동의하기

　방향 틀어 동의하기는 내담자가 말한 본질적인 부분은 동의하면서 관점을 재구조화하는 것입니다. 즉 내담자가 하는 말을 반영해주면서 우선 동의하되, 완전히 동의하는 것이 아니라 약간 방향을 틀거나 다르게 동의하는 것입니다.

2) 동기강화 상담의 핵심기법

동기강화 상담은 지식을 전달하고 가르치는 것이 아닙니다. 내담자가 지니고 있는 변화에 대한 욕구, 이유, 필요성, 능력 등에 관하여 이야기하는 것을 의미합니다. 상담자가 주도하기보다는 내담자가 스스로 변화하고 대화를 하게 하는 것이 중요합니다. 이처럼 변화를 이끄는 기술은 다음과 같은 것이 있습니다.

① 유발적 질문하기

가장 간단하고 직접적으로 변화 대화를 이끌어내는 방법으로 내담자에게 직접 질문을 하는 것입니다. '이 변화를 어떻게 만들어 내고 싶은가요?' '이걸 해낼 수 있다는 자신감은 무엇 때문일까요?' 등을 통해 내담자가 자기의 생각이나 느낌, 염려되는 점, 변화 필요성 등을 생각해 볼 기회를 제공합니다.

② 중요성 척도 사용하기

내담자가 생각하는 변화 중요성 정도에 대해 해당하는 숫자를 척도상에서 선택하도록 하고, 이에 대해 질문을 하고 탐색합니다.

③ 현 상태의 장단점 탐색하기

내담자가 자신의 현재 상태나 행동의 긍정적인 면과 부정적인 면 모두에 관해 이야기해 보도록 합니다.

④ 정교화하기

내담자가 변화하려는 이유를 언급하면 그 이유에 대해 조금 더 상세히 구체화할 수 있도록 물어봅니다.

⑤ 극단적 질문하기

내담자가 변화를 원하지 않는 것처럼 보일 때 내담자 자신이나 주위 사람이 갖고 있는 가장 큰 걱정에 대해 말하게 하거나 결과적으로 일어날 수 있는 극단적인 상황을 생각해 보도록 합니다. 변화를 통해 나타날 수 있는 가장 좋은 결과를 상상해보는 것도 가능합니다.

⑥ 과거 회상하기

내담자의 현재 문제가 나타나기 이전인 과거를 회상하게 함으로써 현재 상태와 비교해 보도록 합니다. 과거 회상을 통해 현재 상황의 안 좋은 측면과 더 나은 삶이 될 가능성을 둘 다 부각해 생각할 수 있게 됩니다.

⑦ 미래 예상하기

변화된 미래를 상상해 보도록 하여 변화 후에 바뀔 상황에 대해 구체적으로 생각해 보고 미래에 대한 희망을 고취시킵니다.

5. 금연상담 시 유의사항

1) 직설적 질문과 부적절한 행동입니다.

초보 상담사의 경우 자신이 다양한 지식을 가지고 있다고 생각합니다. 이런 결과 내담자의 말을 끝까지 안 듣고 중간에서 이야기하거나 지나치게 직설적으로 표현하는 경우가 발생할 수 있습니다. 상담사는 늘 상대방에 대한 배려를 표현하는 완곡한 대화방식을 유지해야 합니다.

또 내담자의 행동이나 감정에 일비일희하여 상담사가 얼굴을 찌푸리거나 짜증 섞인 말투를 하여 내담자로 하여금 불신을 초래할 수 있습니다. 또 반대로 상담사가 내담자에게 지나치게 호의적이거나 긍정적으로 대하는 것도 문제가 되거나 오해를 줄 수 있습니다. 따라서 늘 감정적으로 중립적이고 적절한 비언어적 의사소통 방식을 유지할 수 있도록 자기통제 노력을 해야 합니다.

2) '왜'로 시작하는 질문

초보 상담사들이 흔히 범하기 쉬운 질문입니다. '왜'로 질문을 시작하면 내담자로 하여금 잘못을 추궁하는 느낌을 받게 됩니다. 따라서 '왜' 보다는 '어떻게' 또는 어떤 과정이 필요한지 자세히 묻는 것이 더 좋은 방법입니다. 상담사는 늘 개방형 질문을 통해서 담배의 위해성이나 생활 속에서 담배의 부정적 의미에 대해 말하게 하고, 금연 걱정과 이익을 스스로 표현하도록 해야 합니다. 내담자의 진술 이면에 있는 내면의 감정과 느낌을 명확히 할 수 있도록 해 주어야 합니다. 즉, 흡연자의 자율성과 변화 선택, 거부할 권리 역시 지지하여 자발적 의지력이 형성되도록 해야 합니다.

3) 대화의 주제가 너무 길어지거나 빨리 바뀌기

상담에서 단계별로 대화가 한 가지 주제에 너무 집착하는 것도 문제지만, 화제를 너무 빨리 바꾸는 것도 문제가 될 수 있습니다. 특히 첫 회 상담에서는 전반적인 금연상담과 진행에 대해 자세히 묻고 설명해 주어야 합니다. 또한, 내담자가 금연상담을 잘 이해했는지 적절히 질문하고 확인하는 반복과정을 거치는 것이 좋습니다.

4) 자존심을 상하게 하는 질문 피하기

내담자들 대부분이 남성들이고, 흡연자들은 많은 피해의식과 불만을 품고 있습니다. 이런 상태에서 상담사가 솔직하게 자신의 감정과 사실을 알려주었다고 합리화하는 실수를 범하기 쉽습니다. 상담사의 절제되지 않은 솔직한 감정과 사실을 내담자한테 제시하는 것은 오히려 내담자로 하여금 불필요한 오해를 주고 자존심을 상하게 할 수 있으므로 주의해야 합니다.

5) 내담자의 말꼬리 잡기

일상적인 대화에서도 상대방이 한 말의 실수를 잡고 늘어질 경우 자칫 싸움이나 오해를 불러올 수 있듯이 상담에서도 이런 사례는 있을 수 있습니다. 상담사가 상담에 대한 마음의 준비가 안 되어 있거나, 상담사의 심리적 문제가 작용할 수 있으므로 주의해야 합니다. 이를 줄이기 위해서는 내담자가 금연상담 과정 중에 흔히 말하는 흡연 상황, 금연의 어려움에 대해 간단하게 반복해주거나 반영해주면 도움이 됩니다.

6. 집단 상담

1) 집단 상담의 이해

집단 상담은 내담자 한 명과 상담자 한 명으로 이루어지는 전형적인 개인 상담과는 달리 다수의 내담자와 한 명 혹은 두 명 정도의 상담자가 참여하는 집단적인 상담방법입니다.

집단 상담은 크게 구조화된 프로그램과 비구조화 된 프로그램으로 나뉘는데, 구조화된 프로그램의 대표적인 예는 학교나 기관에서 이루어지는 집단 프로그램들로써 진로 탐색 프로그램, 대인관계 기술 훈련 프로그램, 자기 성장 프로그램, 금연상담처럼 프로그램의 명칭을 통해 상담의 목표가 명확하게 확인이 가능한 것입니다. 이런 프로그램들은 상담 목표가 뚜렷할 뿐만 아니라 상담과정 및 프로그램의 내용이 미리 설정되어 있다는 면에서 구조화된 프로그램으로 분류합니다. 상담의 각 회기마다 정해진 활동이 있으며, 집단을 이끄는 지도자는 기본적으로 미리 계획된 프로그램 내용을 충실하게 이행하면서 집단상황에서 벌어지는 다양한 역동적인 관계 형성 경험들을 정리하고 이끌어 나가게 됩니다. 집단 상담의 틀을 그림으로 표현하면 다음과 같습니다.

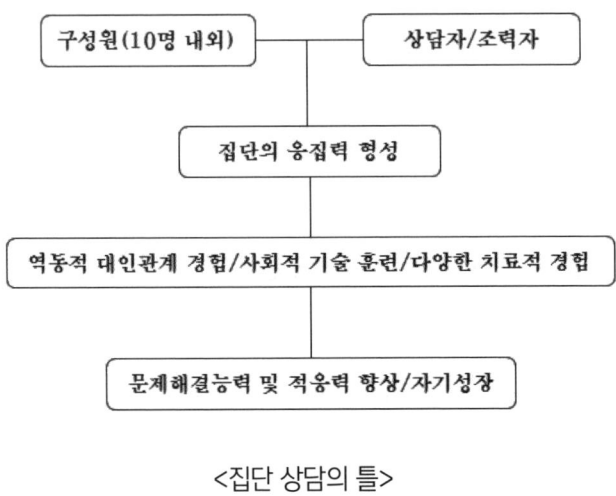

<집단 상담의 틀>

2) 집단 상담과 개인 상담의 비교

집단 상담의 특징에 기초하여 개인 상담과 비교를 해보면 여러 가지 측면에서 공통점과 차이점을 발견할 수 있습니다. 공통점은 개인 상담이나 집단 상담이나 모두 관계 형성을 기초로 변화를 꾀한다는 점이지만, 개인 상담에 비교하여 집단 상담은 상담 과정에서 더욱 다양하고 생생한 인간관계를 경험할 수 있다는 점에서 다르며, 개인적으로 대인관계와 관련된 심리적 문제를 해결하는데 상대적인 강점을 가지고 있습니다.

3) 집단 금연상담의 개요

대부분의 집단 금연상담은 4~12명 정도가 참여합니다. 그러나 5~6명이 가장 적합한 규모입니다. 집단 금연상담은 금연하고자 하는 사람들이 모여서 전문 상담자와 함께 허용 적이고 신뢰감을 주는 분위기 속에서 진행됩니다. 참여자들은 흡연 행동을 변화시키고 금단증상을 최소화하여 금연에 성공함으로써 자존감을 향상시키고자 하는 활동입니다.

4) 집단 금연상담의 장점

① 경제성과 효율성
개인 상담에 비하여 두 사람의 전문상담자가 동시에 여러 대상자에게 도움을 줄 수 있으므로 경제성이나 효율성 측면에서 효과적입니다.

② 다양한 자원의 제공
집단 상담에서는 넓은 범위의 다양한 성격과 소유자들과 접할 기회를 부여해 줌으로써 다양한 경험들을 공유할 수 있을 뿐만 아니라 여러 가지 문제를 더욱 쉽게 다룰 수 있습니다.

③ 대리학습
집단 상담에서는 다른 집단 원들이 자신의 문제를 이렇게 표현하고 해결해 나가는지를 관찰함으로써 자신이 가진 문제에 대한 해결 의지와 자기 효능감 등을 향상할 수 있는 대리학습의 장을 제공합니다. 금연상담에서 다양한 금연 단계나 양상의 긍정적 모델을 볼 수 있습니다.

④ 보편성 획득
집단 상담에 참여하기 전에는 혼자만 가지는 어려움이나 문제라고 생각하지만, 집단 상담에 참여해서 자신의 고민과 비슷한 주제를 가진 다른 집단 원들의 고민을 들으면서 자신만의 문제가 아니라는 안도감과 보편성을 획득하게 됩니다.

⑤ 대인관계 기술 및 학습능력

집단 상담 자체가 가지는 특성으로 인해 다양한 대인관계 경험과 상호 작용이 가능합니다. 집단은 실생활의 축소판으로써 집단 상담에서 좀 더 효과적이고 적응적인 대인관계를 맺는 능력을 경험하고 형성할 수 있습니다. 집단 상담에서는 다른 사람들의 담배에 대한 경험을 경청하고 나누는 토론을 함으로써 금단증상과 같은 어려움을 극복하게 됩니다.

5) 집단의 구조화

집단의 성격과 목적, 집단을 운영하는 데 필요한 기본규칙과 행동규칙, 그리고 집단 상담자의 역할과 집단 원의 역할 등에 대해 설명해주는 것을 말합니다. 집단의 초기에는 집단 상담에 참여한 집단 원들이 집단의 성격이나 행동규칙에 대해 분명히 알지 못하기 때문에 혼란스러움 등을 경험하므로 집단의 첫 회기를 시작하면서 구조화는 반드시 필요합니다.

집단 원들이 자신의 감정에 대해서 솔직하게 말하고, 자신과 다른 집단 원들의 마음과 문제에 대해 탐색하는 것은 매우 중요한 치료적 규범입니다. 이러한 규범이 없는 집단은 불필요한 제삼자에 관한 이야기나 지루한 잡담으로 빠져들기 쉽습니다.

<집단 상담에서 제시 가능한 규범>

- 비밀 지키기
- 시간 약속 지키고 출석 잘하기
- 흡연, 술이나 약물, 폭력적 행동 금지하기
- 휴대전화 사용하지 않기
- 적극적으로 참여하기
- 피드백 주고받기
- 상대방 의견을 지지하며 의사소통하기
- 상호존중(금연 방법의 다양성 존중)
- 다른 사람의 이야기 끝까지 듣기

※ 집단의 특성에 따라서 청소년의 경우 '욕하지 말자' 중년 남성의 경우 '정치적·사업적 이야기 하지 않기'와 같은 것을 추가할 수 있습니다.

6) 집단 상담의 주요기법

집단 상담의 기법은 개인 상담의 기법에서 적용하는 경청하기, 공감하기, 반영하기 등과 같은 기법은 동일하지만, 활용빈도가 높은 기법으로는 구성원 간의 피드백 주고받기와 상담자 연결하기와 차단하기가 있습니다.

① 피드백 주고받기

　피드백이란 상대방에게 그의 행동의 결과가 어떤지에 대해 정보를 제공하는 것을 말합니다. 즉, 그의 행동이 나의 행동에 어떤 영향을 미치고 있는지 상대방에게 솔직하게 말해주는 하나의 보고 행위입니다.

　집단 상담에서 집단 원들은 상호 간에 피드백을 주고받음으로써 타인들과 관계를 맺고 있는 자신의 모습을 확인할 수 있는 동시에 자신의 행동이 타인에게 미치는 영향에 관해서도 객관적으로 알 수 있게 됩니다.

　피드백은 받는 사람이 능히 그것을 소화할 수 있는 준비가 되어 있을 때 주어야 합니다. 또 피드백은 포괄적이기보다는 사실을 서술하는 방식으로 이루어져야 하며, 시간상으로 행동이 일어난 직후에 주어져야 합니다. 즉, 피드백은 구체적으로 관찰 가능한 행동에 대하여 그 행동이 일어난 직후에 피드백해줄 때 효과적입니다. 그러나 피드백이 가치판단을 하거나 변화를 강요해서는 안 됩니다.

② 연결하기

　연결하기는 집단 상담에서 집단 원들 간의 관련성 및 연계성에 주목하는 것을 의미하며, 집단 원들의 상호작용과 의사소통을 촉진합니다. 연결하기는 한 집단원의 말과 행동을 다른 집단원의 관심사나 공통점과 연결시키고 관련짓는 기술입니다. 즉 연결하기는 관계를 공고하게 만들기 위해 사람들을 연결하는 과정입니다. 집단 상담자는 한 집단 원의 고민을 다른 집단 원들이 공유할 수 있도록 연결함으로써 연대감을 형성하도록 합니다. 집단 상담자가 집단에서 공통의 주제에 주목할 때 집단 원들은 그들의 유사성을 알게 되고, 보편성과 응집력이 발생할 수 있습니다. 연결하기는 특히 집단 초기에 집단 원들이 서로 서먹한 관계에 있을 때 공통의 관심사를 공유함으로써 집단 응집력을 촉진하는 가치 있는 기술입니다.

③ 차단하기

차단하기는 '가로막기 혹은 저지하기'와 같은 의미로 집단 상담 과정에서 부정적인 영향을 주거나 집단 원의 성장을 저해하는 의사소통에 집단 상담자가 직접 개입하여 역기능적인 음성언어 혹은 비 음성 언어를 중지시키는 기술을 말합니다. 집단 상담자가 문제행동에 즉시 개입하지 않고 묵과한다면 이는 책임회피가 될 뿐 아니라 집단 상담 과정에도 부정적인 영향을 미칠 수 있기 때문입니다. 차단하기가 필요한 상황으로는

- 집단 원 간의 논쟁이 있을 때
- 다른 집단 원을 언어적, 신체적으로 공격할 때
- 잡담을 하거나 집단의 목적과 무관한 이야기를 할 때
- 다른 집단 원의 비밀누설 혹은 사생활을 침해할 때
- 질문 공세를 퍼부을 때
- 똑같은 말을 되풀이하면서 시간을 허비할 때 등

7) 집단 상담자의 역할

집단 상담에서는 개인 상담과 달리 내담자의 변화가 상담자에 의해서가 아니라 주로 다른 내담자들과의 '상호작용'에 의해서 나타납니다. 집단 상담에서 상담자는 처음부터 내담자 개개인의 문제를 다루려 하지 않고 바람직한 집단풍토가 조성되도록 하면, 조성된 풍토나 분위기가 집단 상담의 목표 달성을 촉진시켜 주는 것입니다. 초기 집단 상담에서는

바람직한 집단 기준이 형성되도록 상담자가 노력하는 것이 중요합니다. 이를 위해서 상담자는 일종의 '수위 역할'을 통해 심리적 탈락자와 지각자 등을 막으면서 집단 상담의 목표와 일치하는 집단 분위기를 형성하는 '산파 역할'을 하는 것입니다. 다음에는 참여자들 간의 대화가 충분히 그리고 골고루 나누어지도록 일종의 '교통순경 역할'을 하면서, 참여자와 상담자, 참여자와 참여자 간의 바람직한 상호작용이 일어나도록 집단 내 대화에 생산적으로 참여하는 '시범자 역할'을 하는 것입니다.

7. 5A's 5R's 금연상담

1) 5A's 5R's의 이해

5A's 5R's 전략은 건강 전문가의 금연 권고의 중요성을 강조하는 전략이며, 또한 건강 분야에서 일하고 있는 전문가들에게 흡연환자를 대상으로 금연 중재 시 어떠한 과정으로 접근하는지를 체계적으로 정리한 틀입니다.

흡연자의 경우 의사의 금연 권유에 따라 금연을 결심하는 경우가 종종 있습니다. 최근 우리나라에서도 흡연자를 대상으로 건강 관련 분야에 종사하는 전문가들이 금연을 권고하고, 금연상담에 적극적으로 참여하도록 장려하고 있습니다.

의료인의 짧고 간략한 중재도 환자가 금연을 고려하도록 동기 제공을 하지만, 건강 전문가가 금연을 위한 특정 도움을 제공하거나 집중적인 금연상담을 제공하는 것 또한 효과가 있습니다.

통계에 따르면 금연에 성공하기 전에 5, 6회의 금연을 시도 합니다. 재흡연을 할 경우 금연 의지가 약하기 때문이라고 치부할 것이 아니라 금연 성공의 과정으로 이해하면 좋겠습니다. 즉, 금연을 시도하였다가 흡연의 유혹을 이기지 못하고 다시 흡연하는 과정을 겪더라도 금연을 다시 시도하는 과정에서 금연에 성공할 수 있기 때문입니다. 이런 차원에서 의료 분야에 종사하는 전문가들이 환자를 대상으로 금연의 장점에 대하여 간단하게라도 조언을 한다면 금연 동기가 생겨서 금연을 결심하게 될 것입니다.

2) 5A's의 적용

5A's는 다섯 개의 알파벳 첫 글자를 나타낸 것으로 질의(Ask), 조언(Advice), 평가(Assess)와 지원(Assist), 그리고 추적평가(Arrange)를 해야 한다는 것을 말합니다.

질의(Ask)는 흡연 여부를 환자에게 묻는 과정입니다. 흡연한다면 최초 흡연 시기와 하루 흡연량, 금연 시도 횟수, 금연을 위한 니코틴 대체재 사용 여부 등을 파악하는 것입니다.

조언(Advice)은 흡연환자에게 금연에 대하여 생각해 보도록 금연을 권고하는 과정입니다. 금연이 질병 치료 성적의 향상 및 부작용을 감소시킬 가능성이 크다는 것을 알려주고, 개인의 특성에 따른 금연 필요성을 강조하는 것입니다. 금연을 당장 또는 일주일 이내에 실행하도록 유도하고 기록지에 환자의 반응이나 결심을 기록하는 것입니다.

평가(Assess)는 금연할 준비가 되어 있는지 여부를 흡연자를 대상으로 사정하는 단계입니다. 간단한 설문지를 통해서 금연 결심 여부를 확인하게 하고 금연 의지가 있는 환자에게 조언하는 것입니다.

지원(Assist)은 금연상담 전화를 이용하거나 의료기관 내의 금연 클리닉 센터를 이용하도록 권유하는 등 도움을 제공하는 과정입니다.

추적평가(Arrange)는 금연할 준비가 되어있는 흡연자를 대상으로 도움을 준 후 추적 관찰하는 과정입니다. 추후 환자가 방문할 때 지속적으로 금연 여부를 파악해 격려나 축하, 기타 자극을 주는 방법으로 활용하는 것입니다.

이 중에서 두 번째 조언과 세 번째 평가의 경우는 그 순서가 바뀌어 활용되기도 합니다. 즉, 조언을 강조하여 흡연자이면 우선 금연을 생각해 보도록 권고하는 과정이 먼저 오고, 금연할 준비가 되어 있는지의 여부는 금연을 조언한 후에 파악하는 것입니다. 반대의 경우는 흡연환자를 평가하여 먼저 대상이 금연할 준비가 되어 있는지의 여부를 판단한 후에 흡연환자의 준비 여부 단계에 따라 금연을 조언한다는 논리입니다.

3) 5R's의 적용

5R's는 다섯 개의 알파벳 첫 글자를 나타낸 것으로 관련 지우기(Relevance)와 위험성 설명(Risks), 보상(Rewards)과 장애물(Roadblocks), 반복(Repetition)입니다. 5R's는 흡연환자가 금연을 결심하는 순간까지, 만날 때마다 기회가 있을 때마다 꾸준히 지속적으로 금연에 대하여 대화하라는 의미입니다. 5R's의 전략은 금연 생각이 없는 흡연환자에게 관련 있는 메시지로 흡연으로 인한 부정적 결과를 강조하고 금연 시 어떠한 장점이 있는지, 금연하면서 겪을 수 있는 장애 요인에 대한 해결방안은 무엇인지를 대화하고 상담하여 금연을 결심하도록 하는 것입니다.

관련 지우기(Relevance)는 관련성 있는 타당한 메시지, 즉 흡연환자의 질병 상태, 위험요인, 가족 및 사회적·신체적 상황 등 대상자에게 맞는 메시지를 연계하라는 의미입니다.

위험성 설명(Risks)은 흡연을 계속할 경우 장단기의 부정적 결과를 암시하라는 의미입니다. 흡연은 중장기적으로 심장병, 뇌졸중, 암 등의 질병 위험에 노출되며, 단기적으로는 호흡곤란이나 활력 감소 등 일상생활 및 간접흡연의 유해성이 있음을 설명하고 니코틴 중독으로 인한 문제점을 강조하라는 의미입니다.

보상(Rewards)은 금연으로 인한 긍정적 보상들을 강조하라는 의미입니다. 금연하게 되면 질병의 치료 반응률과 삶의 질 향상을 가져오고, 금연은 질병의 위험을 감소하여 자신의 건강 수명을 연장하도록 도와줄 뿐만 아니라 경제적 이익과 가족 건강 등 혜택을 설명하는 것입니다.

장애물(Roadblocks)은 금연 시의 금단증상, 재흡연의 두려움 등 금연 시 초래하게 될 장애 요인들을 의미합니다. 그러나 모든 흡연자에게 금단증상이 생기는 것이 아니기 때문에 미리부터 금단증상을 두려워할 필요는 없으며, 금연 동기를 강화할 경우 금단증상은 크지 않음을 설명하여 금연에 성공할 수 있다는 확신을 강조할 필요가 있습니다.

반복(Repetition)은 흡연환자가 방문할 때마다 금연 동기 부여를 반복하는 것을 의미합니다. 한번 권고하는 것이 아니라 기회가 있을 때마다 되풀이하여 금연에 대한 이야기를 나누고, 계속해서 권고하다 보면 금연 결실을 도울 수 있다는 것입니다.

참고문헌

강진령, 집단 상담의 실제, 2012.
구정모, 당신도 단연할 수 있다, 2000.
김명식, 금연상담 전문가과정 자료, 2017.
김영임 외, 보건교육, 2008.
명승권 외, 담배 탈출하기, 2010.
박선, 두 살 바기도 골초, 1997.
박영철, 금연보건학개론, 2011.
신유선 외, 보건교육학, 2010.
유승흠 외, 양재모의 보건학, 2005.
윤순녕 외, 보건교육방법론, 2010.
장동순, 생활동의보감, 2013.
전경수, 마약범죄학, 2002.
최외선 외, 마음을 나누는 미술치료, 2006.
교육과 건강신문, 신종전자담배, 2017.9.
보건복지부·질병관리본부, 2016년 '국민건강영양조사' 자료, 2017.11.
보건복지부·한국보건사회연구원, 금연·절주 교육가이드, 2006.
연합뉴스, 한국인 사망원인 변화 추세 : 2013 보건복지통계연보,

2013.12.
이지웰페어 설문조사 결과, 새해 작심삼일로 끝나는 결심, 2014.1.
조선일보, 쿨 한 인생, 2017.10.
중앙일보, 담배위해감축, 2015.10.
한국일보, 금연구역 과태료, 2017.6.
아주경제, 대법 '담배 피해, 흡연자 패소' 2014.4.
한국건강증진개발원, 금연이슈리포트, 2014.6.
한국건강증진개발원 국가금연지원센터, 금연정책 여론조사, 2015.8.
국민건강보험공단 홈페이지, http://www.nhis.or.kr.
금연길라잡이 홈페이지, http://www.nosmokeguide.or.kr.
대한금연학회 홈페이지, http://www.ksrnt.org.
한국건강증진개발원 국가금연지원센터 홈페이지, http://lms.khealth.or.kr
한국금연운동협의회 홈페이지, http://www.kash.or.kr.
Benowitz NL. Neurobiology of Nicotine Addiction, 2008.
Cohen S, Lichtenstein E. Perceived stress, quitting smoking, and smoking relapse, Health Psychol. 1990.
Rang, H. P. Pharmacology(5th ed.), 2003.
http://www.hankyung.com, 2017.10.23.
http://www.segye.com, 2017.10.
http://www.hidoc.co.kr/news/interviewncolumn/, 2012.12.
http://news.donga.com, 2016.7.
http://jtbc.joins.com, 2016.5.
http://www.mdtoday.co.kr/mdtoday, 2015.8.
http://www.essdental.co.kr/default, 2017.7.